最新版

腰をまるめて自分で治す！

# 脊柱管狭窄症《せきちゅうかんきょうさくしょう》

竹谷内康修
竹谷内医院院長
整形外科医・カイロプラクター

宝島社

## こんな症状はありませんか？

# 脊《せき》柱《ちゅう》管《かん》狭《きょう》窄《さく》症《しょう》のセルフチェック

次の5つの項目に該当するものが2つ以上あったら、あなたは脊柱管狭窄症の可能性大。早めのケアが必要です。

□ 1

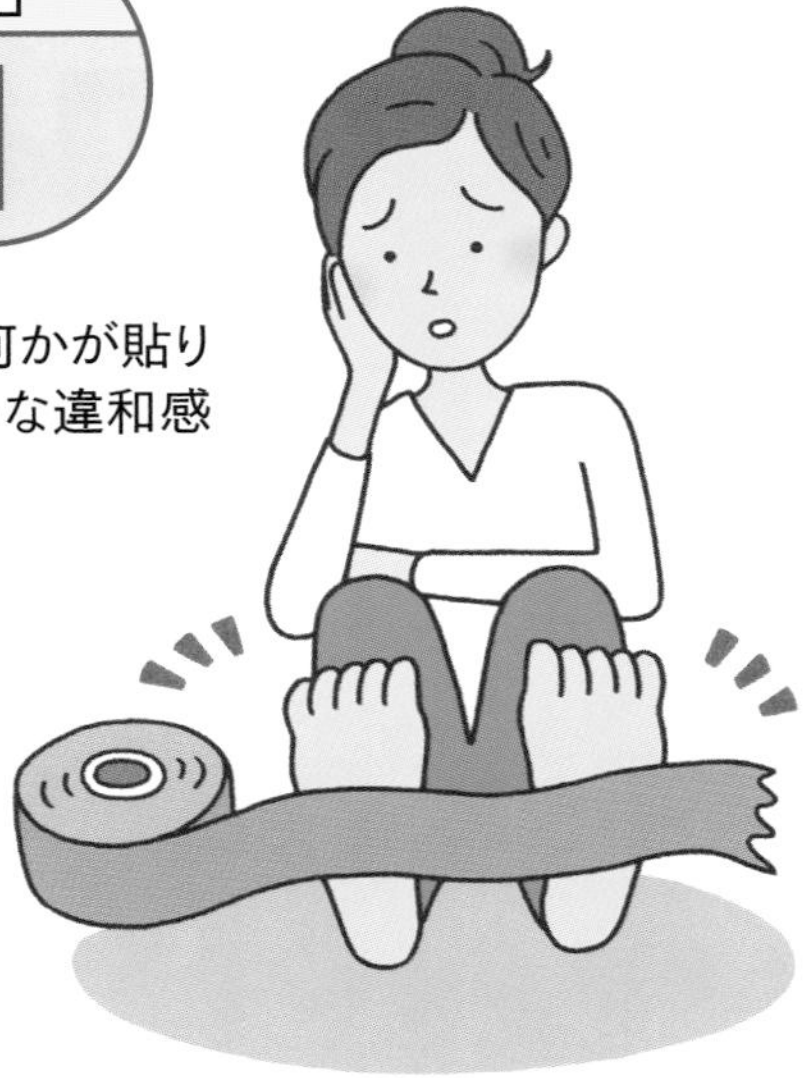

足の裏に何かが貼りついたような違和感がある。

□ 2

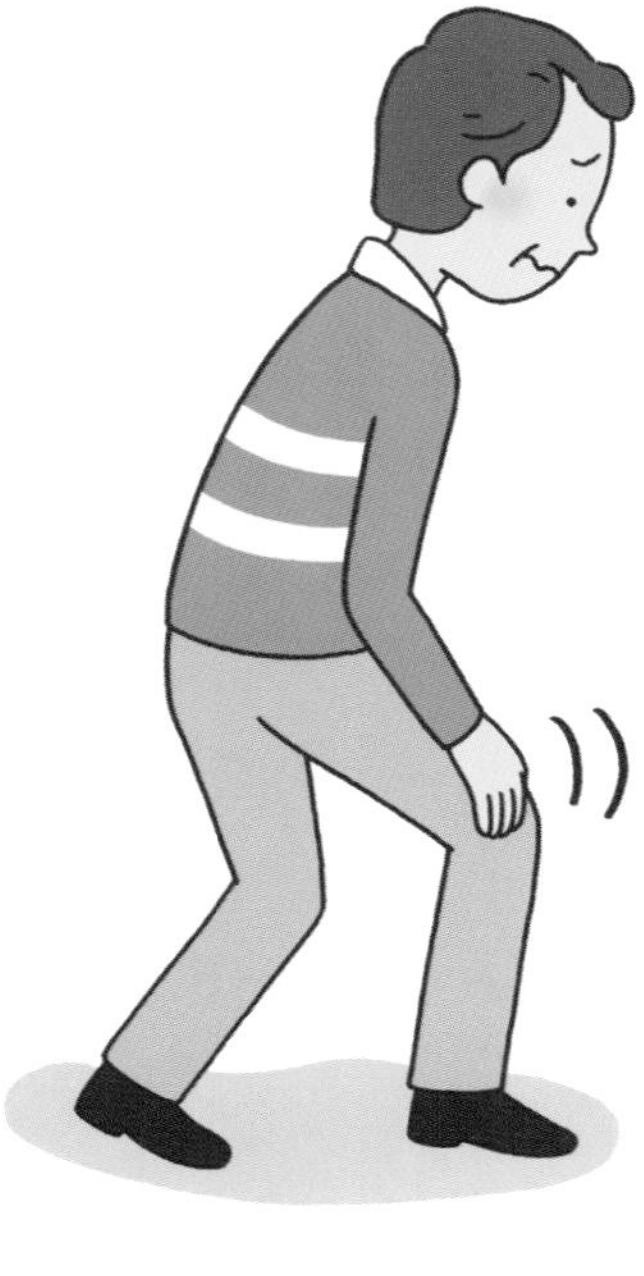

しばらく立っていると、お尻から太もも、ふくらはぎ、すね、足先などにかけて、痛みやしびれが出てくる。

□
4

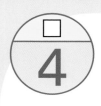

歩くとお尻から足にかけての痛みやしびれが強くなるが、自転車を長時間こいでも症状は強くならない。

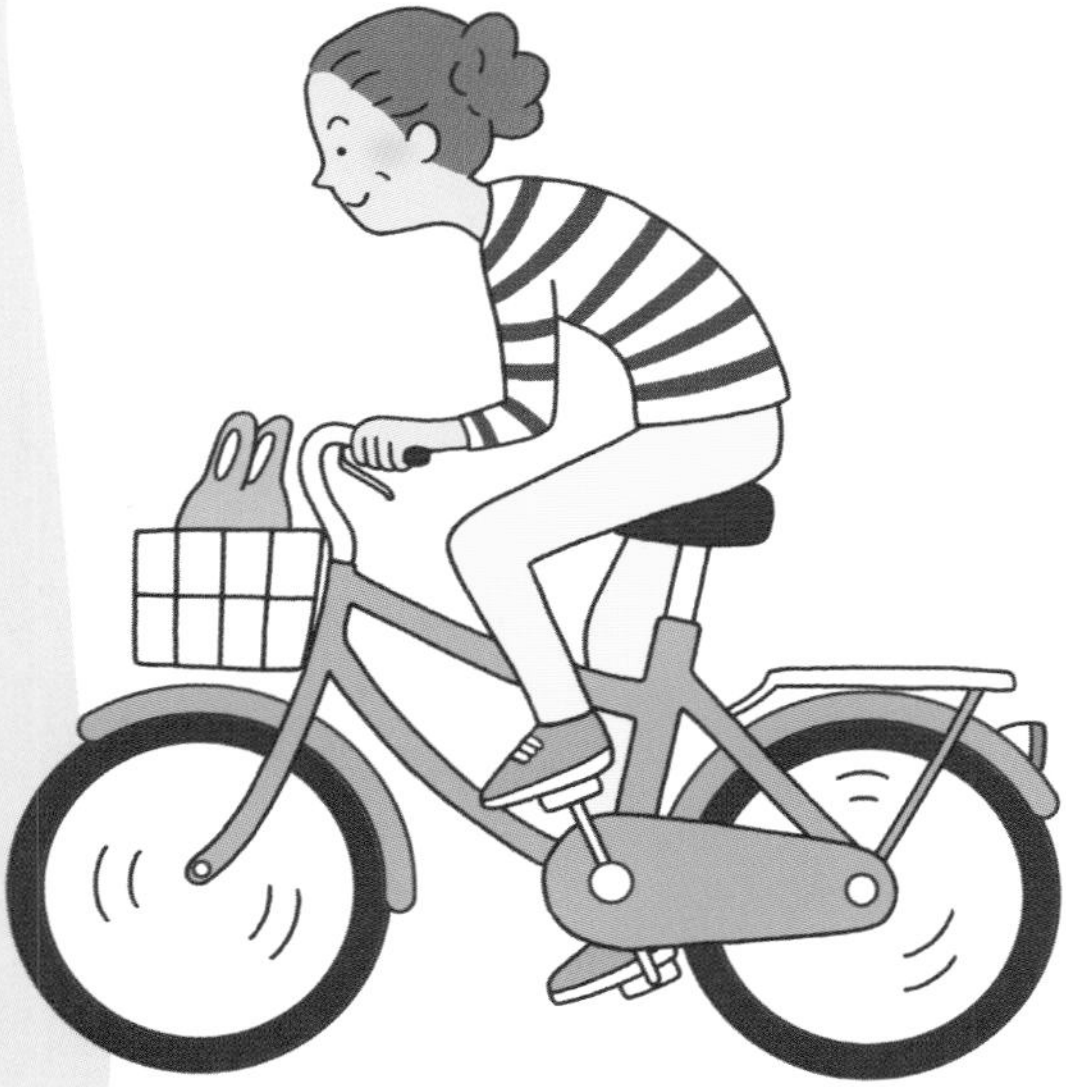

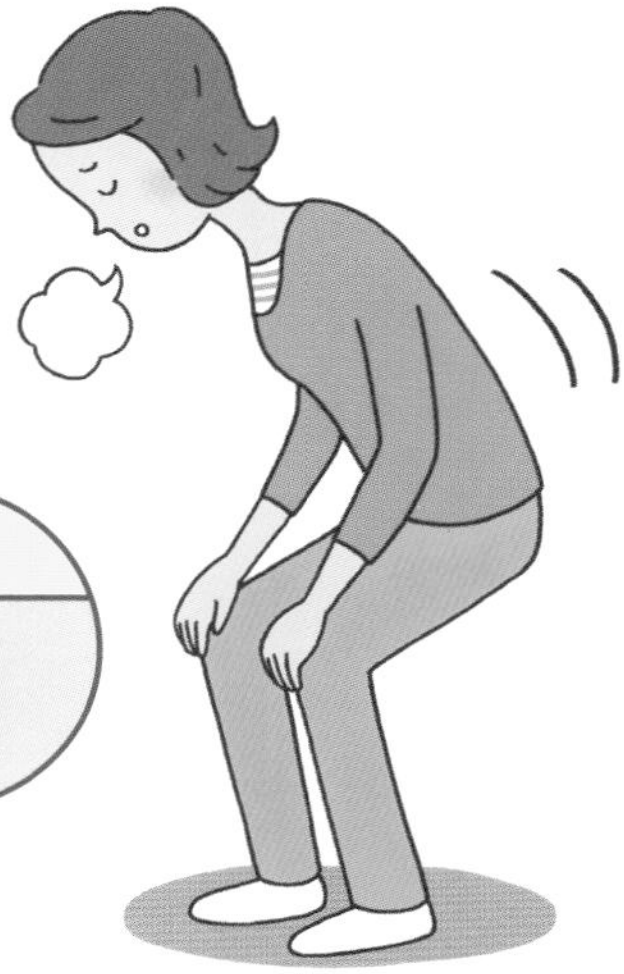

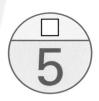

□
3

歩き続けるとお尻から足にかけての痛みやしびれが強くなるが、前かがみになると楽になる。

□
5

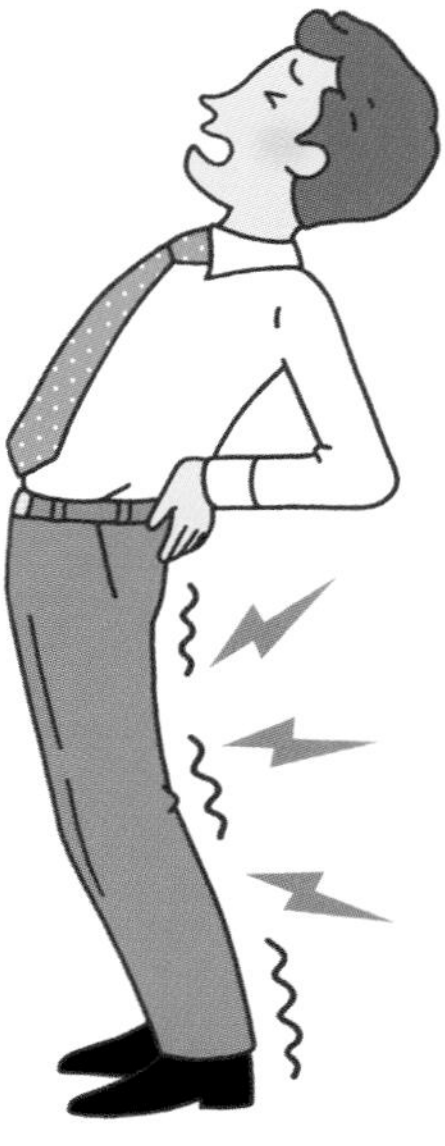

立って腰を後ろに反らすとお尻から足にかけての痛みやしびれが強くなる。

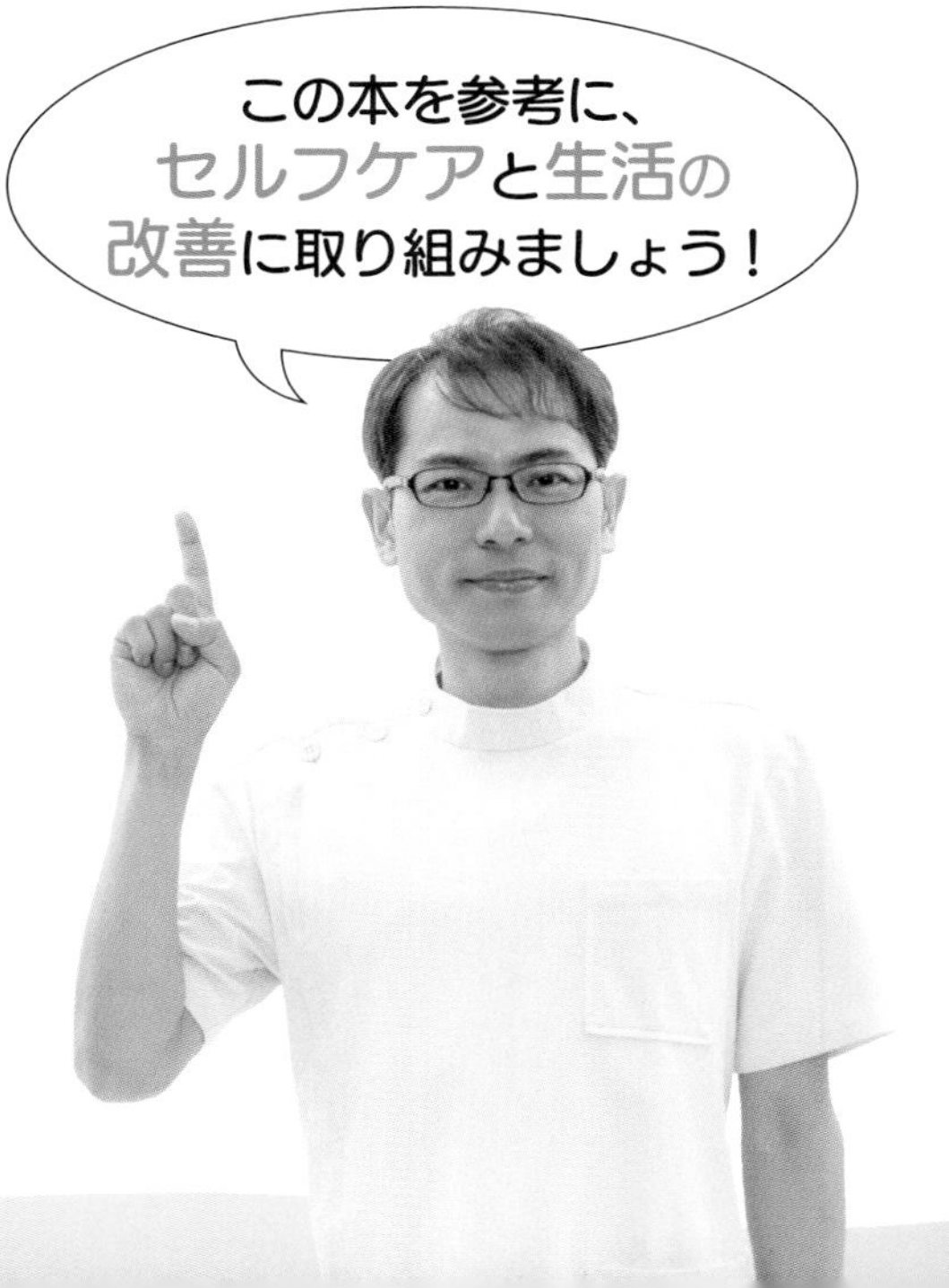
この本を参考に、
セルフケアと生活の
改善に取り組みましょう！

# プロローグ ―― 本書の活用法

## 簡単体操・ツボ押しの実践と生活習慣の見直しを

本書の構成は3つのパートに分かれています。

**◇第1章　押さえておきたい！　脊柱管狭窄症《せきちゅうかんきょうさくしょう》のメカニズム**

**◇第2章　実践！　脊柱管狭窄症を治す「簡単体操」＆「ツボ押し」**

**◇第3章　脊柱管狭窄症を治す！　一日の生活完全マニュアル**

「脊柱管狭窄症」とはどのような病気なのか、第1章を読むことで、基本的な知識が得られます。続く第2章と第3章では、脊柱管狭窄症の根本的な改善を目指して取り組んでほしいセルフケアを紹介しています。

それぞれ以下のような目的があります。

**◉簡単体操……狭まった脊柱管を広げて神経のダメージを回復させる**

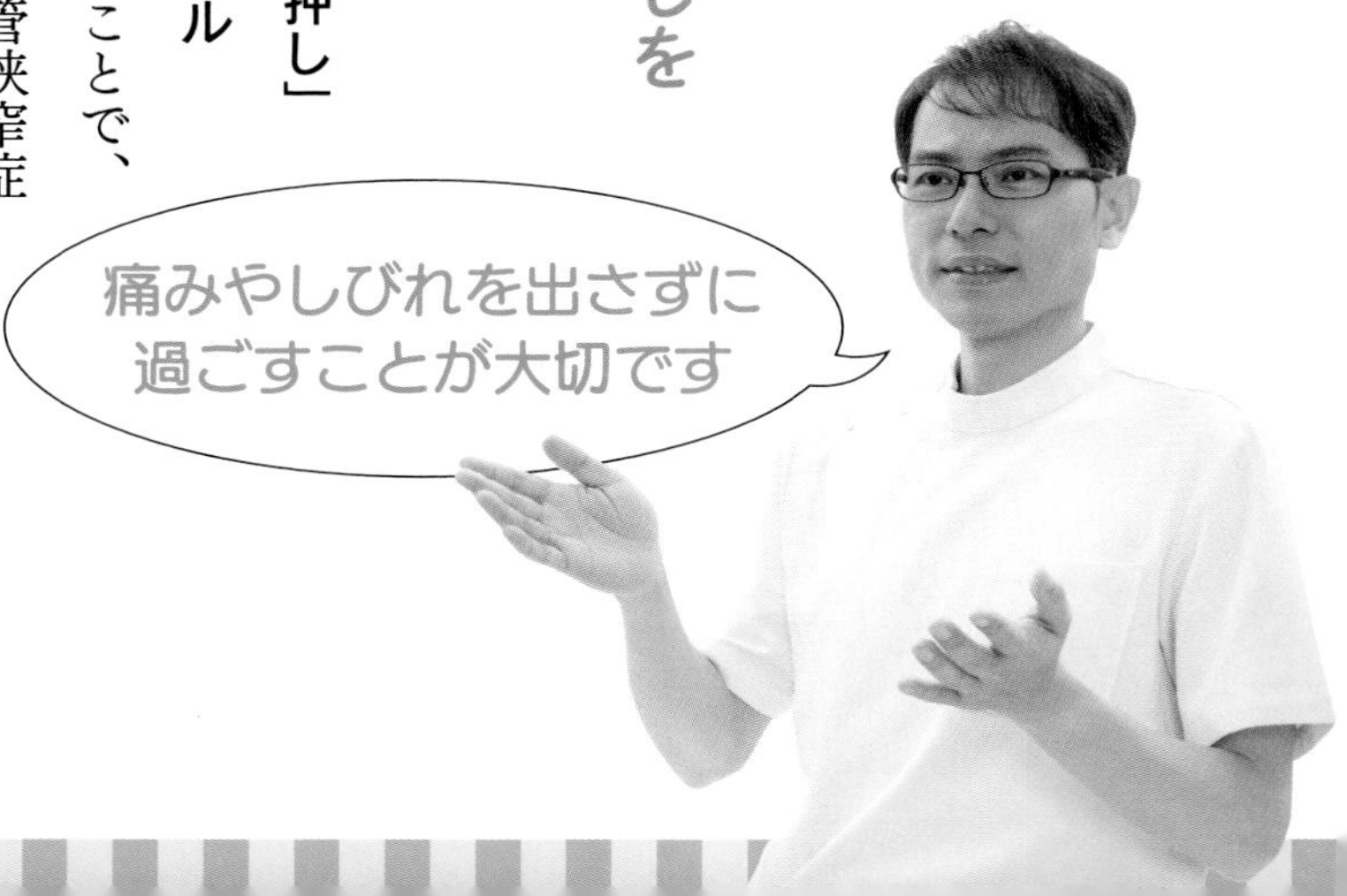
痛みやしびれを出さずに
過ごすことが大切です

◉ツボ押し……脊柱管狭窄症のつらい症状をやわらげる
◉生活完全マニュアル……神経にダメージを与えることの回避

第2章の簡単体操とツボ押しが、脊柱管狭窄症の回復にプラスに働くこと、すなわち**「神経のダメージを回復させること」の実践**にあたり、第3章の生活完全マニュアルは、脊柱管狭窄症の回復にマイナスに働くこと、すなわち**「神経にダメージを与えること」の回避**にあたります。つまり、日々の生活のなかで症状を出さないようにするのです。

**症状の改善に役立つこと=簡単体操・ツボ押しと、悪化を避けること=生活完全マニュアルは、車の両輪のような関係であり、両方あわせて実践することが重要です。**

まじめな人ほど無理をしがちですが、脊柱管狭窄症を克服するためには、痛みやしびれをがまんするのは禁物です。決して症状を出さない生活を心がけながら、簡単体操やツボ押しを取り入れること。この積み重ねが回復につながります。

私の医院では、自身が整形外科医かつカイロプラクティックの専門家という立場で診療にあたっており、そのほかにも、患者さんにとって、よりよい治療を目指して鍼灸《しんきゅう》も導入し、統合医療を実践しています。本書も、当院の鍼灸師のサポートのもと、ツボ押しを新たに紹介するなど、前著からバージョンアップしています。ぜひ賢く活用してください。

実践の

# POINT 1 簡単体操

## 体操で体を変えましょう!

特別な道具要らずで簡単!

たった1～3分で気軽にできる!

簡単体操は、整形外科医であり、カイロプラクティックの専門家でもある著者の知見をもとに編み出されました。バリエーションがあるので、やりやすいものを選びましょう。毎日続けることで効果を実感できるはずです。

どうして簡単体操が効くのか? ⟷ どうして脊柱管狭窄症になるのか?

| どうして簡単体操が効くのか? | どうして脊柱管狭窄症になるのか? |
| --- | --- |
| 脊柱管を広げる | 脊柱管が狭くなる |
| ▼ | ▼ |
| 神経の圧迫を取り除く | 神経が圧迫される |
| ▼ | ▼ |
| 痛みやしびれが消える! | 痛みやしびれが出る! |

簡単体操は「逆サイクル」で症状改善!

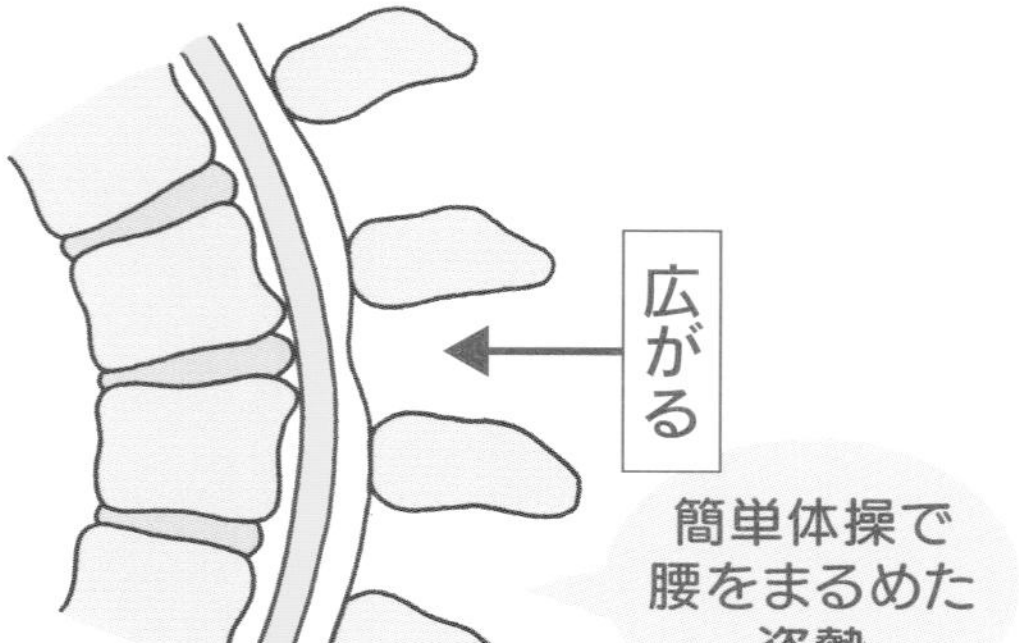


脊柱管が広がり、神経の圧迫が取り除かれる。

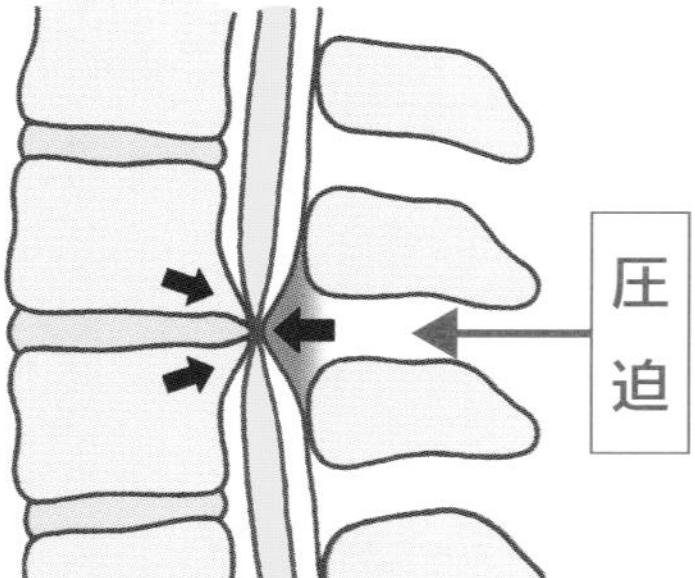


脊柱管が狭まり、なかを通る神経が圧迫されている。

すべての人に行なってほしい体操

体を横にして
腰をまるめる

## ひざ抱え体操

64ページ

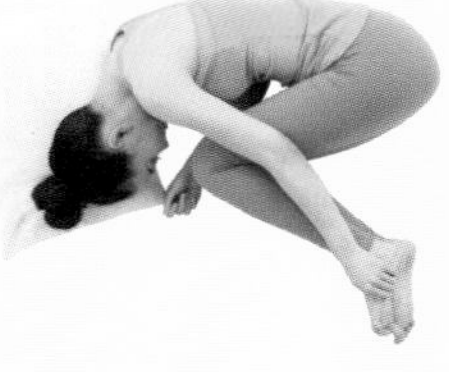

イスがあれば
どこでもできる

## 腰まるめ体操

68ページ

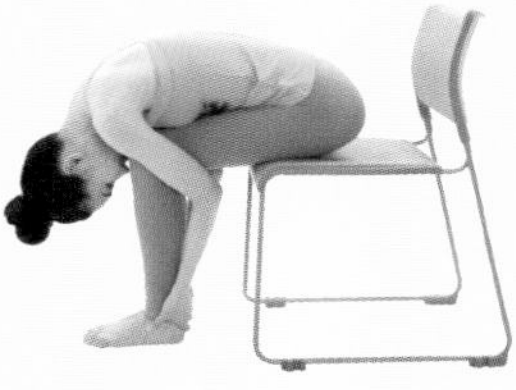

片側・両側神経根型（52～53ページ）の人に行なってほしい体操

「よじり」をプラスして
効果的に脊柱管を広げる

## よじり腰まるめ体操

72ページ

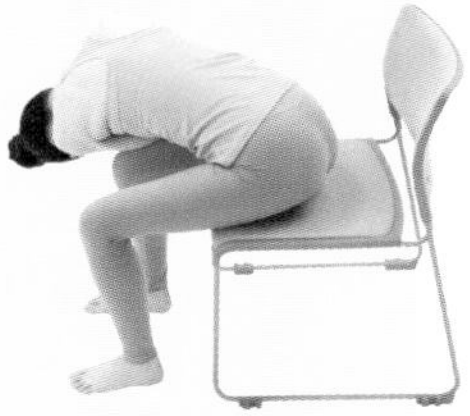

片側神経根型（52ページ）の人に行なってほしい体操

痛みがない側に
腰椎を曲げる

## 横曲げ体操

76ページ

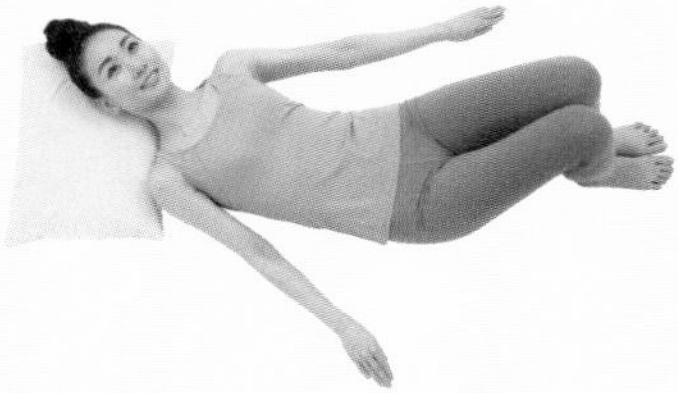

背中のまるまりをとって腰への負担を減らす体操

まるまってかたくなった
背中を伸ばす

## 背中伸ばし体操

78ページ

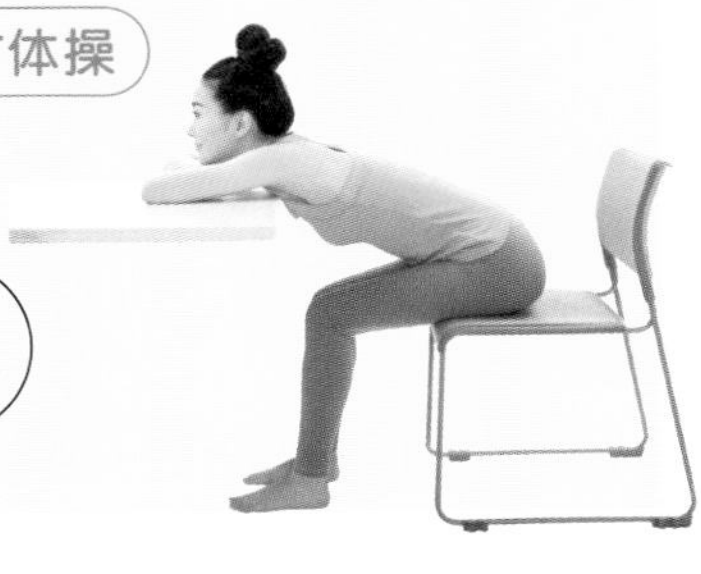

実践の

# POINT 2 ツボ押し

## ツボ押しで痛みに対処しましょう！

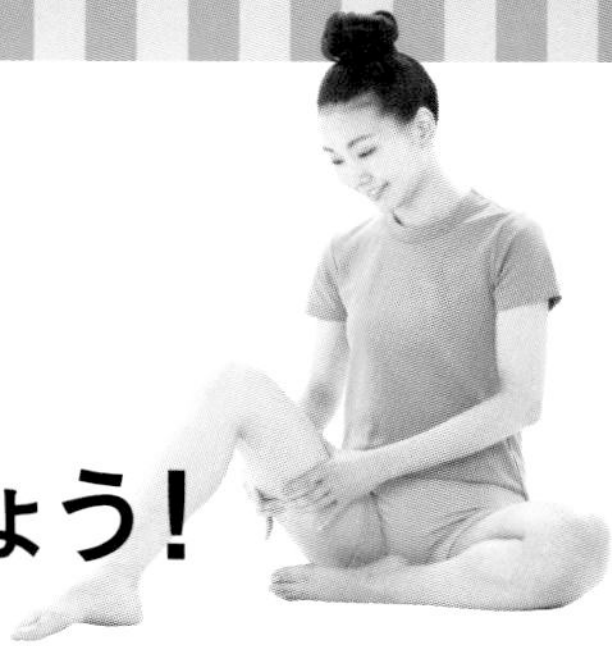

指で押せばOK！
道具要らずで簡単！

1日たった2～3分
で効果あり！

片側神経根型(P.52)と両側神経根型(P.53)の人のためのツボ押しです。神経根が圧迫されている部位ごとに、効果的なツボを5つ厳選しています。本書を参考にしつつ、痛みやしびれが強いときに行ない、症状をやわらげましょう。

### 症状が出る部位と対応するツボを刺激する！

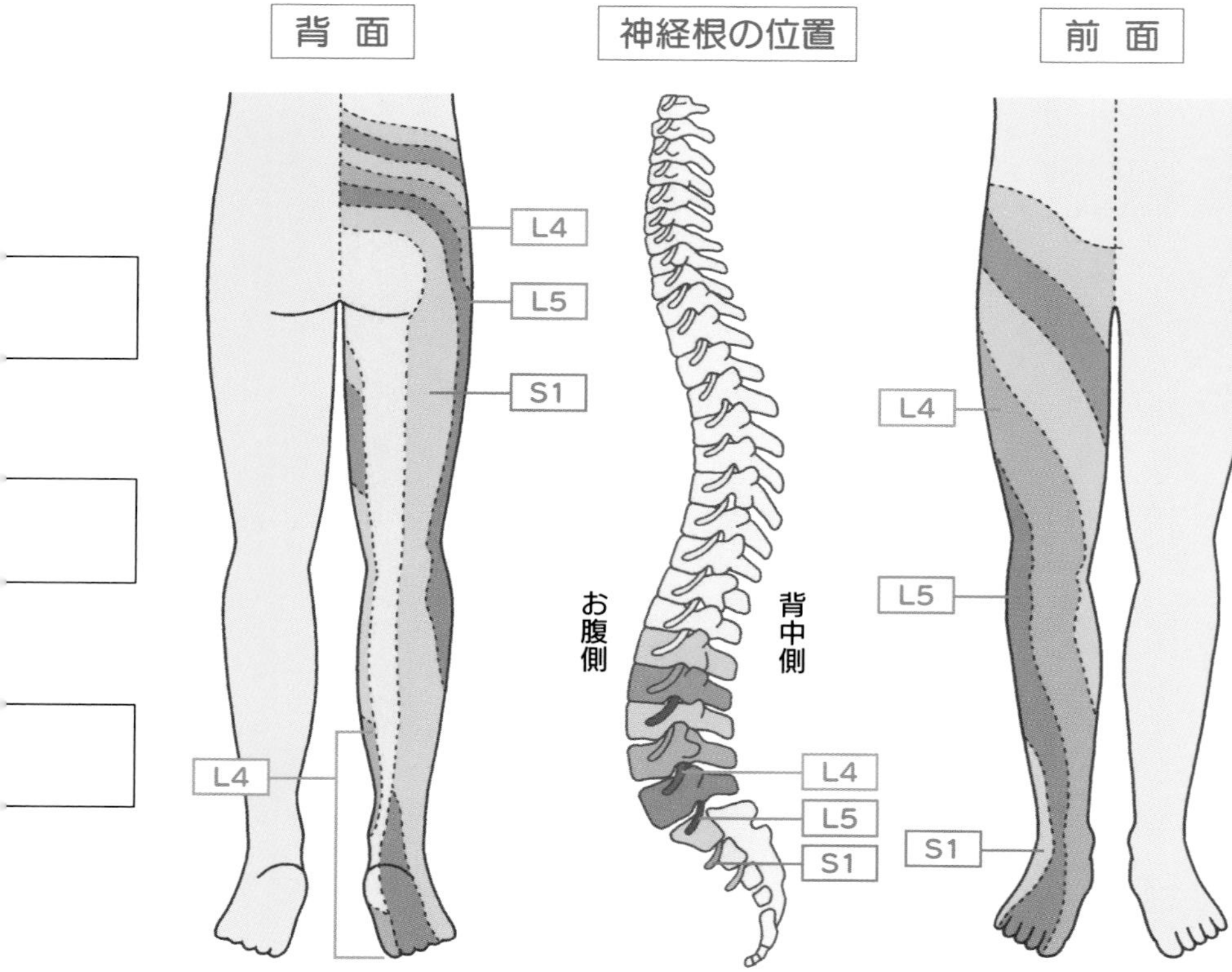

**お尻から太ももと**
**すねの内側に症状**

## L4タイプのツボ押し

84ページ

おもに足の内側にある
5つのツボを押します

**お尻と太ももから**
**すねの外側に症状**

## L5タイプのツボ押し

88ページ

おもに足の外側にある
5つのツボを押します

**お尻と、太ももの裏側から**
**ふくらはぎに症状**

## S1タイプのツボ押し

92ページ

おもに足の後側にある
5つのツボを押します

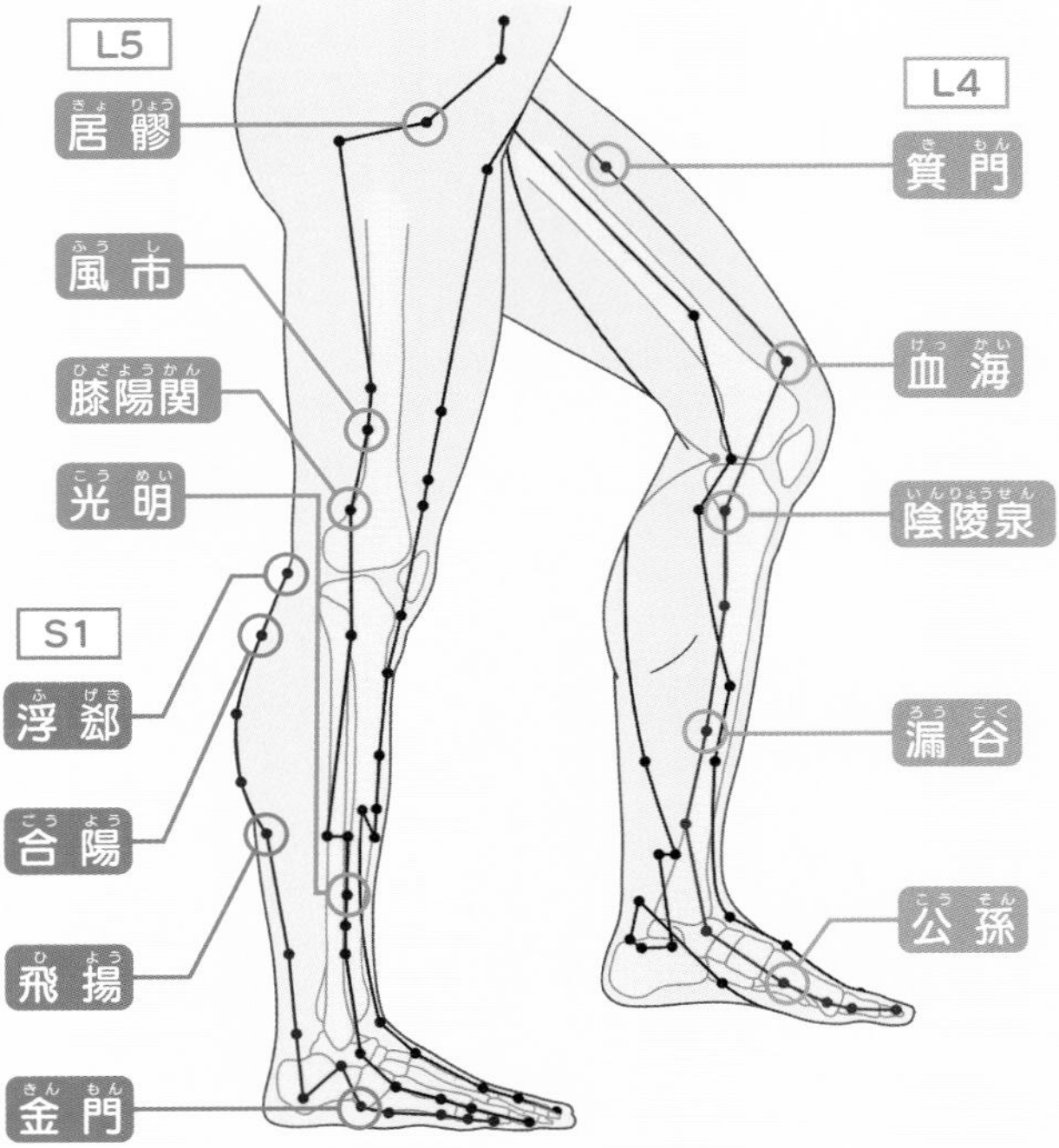


L4 が圧迫されている人に
対応するツボの例⇨○

L5 が圧迫されている人に
対応するツボの例⇨○

S1 が圧迫されている人に
対応するツボの例⇨○

実践の

# POINT 3 生活完全マニュアル

## 生活を変えて症状を解消しましょう！

**24時間、痛みやしびれを出さない！**

**「がまん」や「がんばり」はNG！**

脊柱管狭窄症の人の生活をシミュレーションし、神経にダメージを与えない、つまり痛みやしびれを出さないためにはどう過ごせばよいか、24時間を3つのパートに分けて紹介します。毎日、症状を出さないようにして回復を早めましょう。

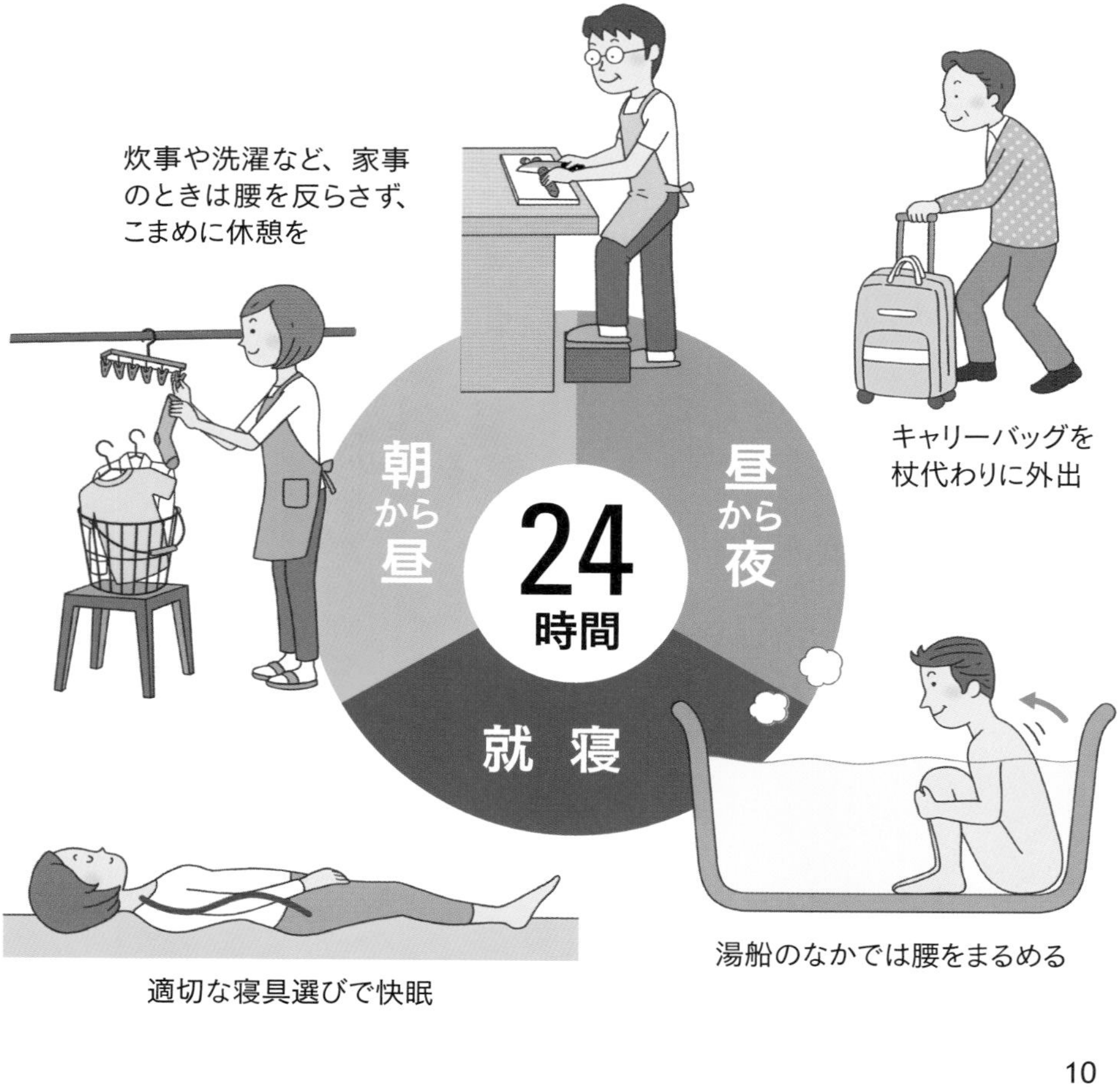

炊事や洗濯など、家事のときは腰を反らさず、こまめに休憩を

キャリーバッグを杖代わりに外出
湯船のなかでは腰をまるめる
適切な寝具選びで快眠

＼たとえば、こんなときどうすれば……？／

## 全シーン対応！お悩み別INDEX



症状を出さない一日で神経を回復させる！

暮らしのなかでの基本的な動作や家事の工夫を紹介

**朝から昼の過ごしかたマニュアル** 102ページ

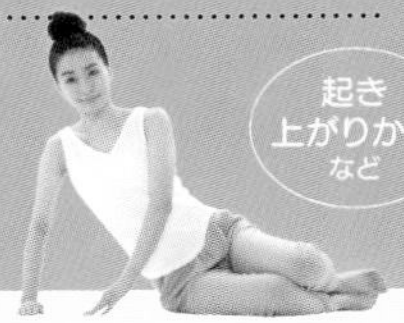

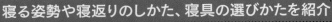

起き上がりかた など

外出先での工夫や適切な運動、入浴の工夫を紹介

**昼から夜の過ごしかたマニュアル** 113ページ

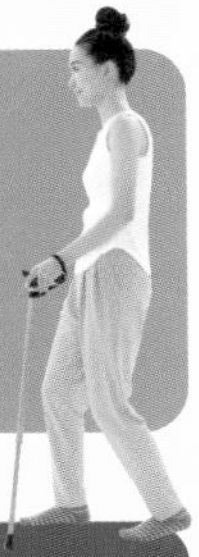

杖のつきかた など

寝る姿勢や寝返りのしかた、寝具の選びかたを紹介

**眠りかたマニュアル** 125ページ

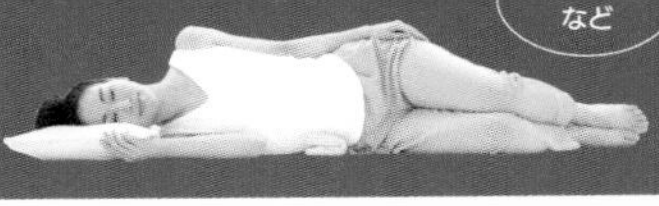

寝かた など

最新版
腰をまるめて自分で治す！ 脊柱管狭窄症

もくじ

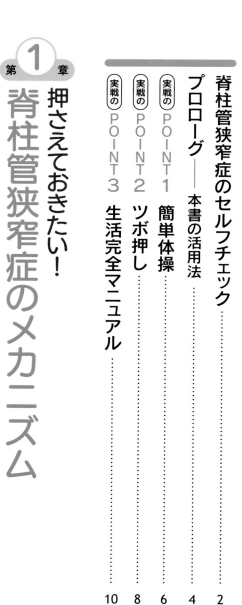



## 第1章 押さえておきたい！ 脊柱管狭窄症のメカニズム

## 第2章 実践！ 脊柱管狭窄症を治す「簡単体操」&「ツボ押し」

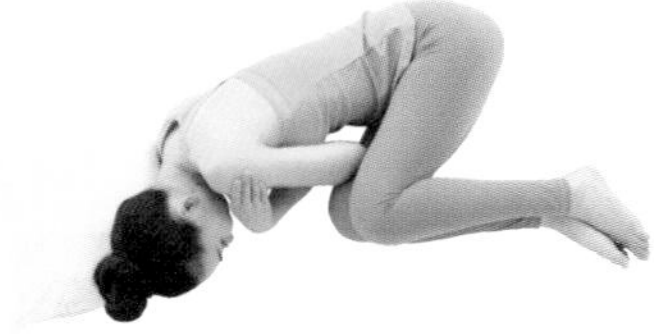



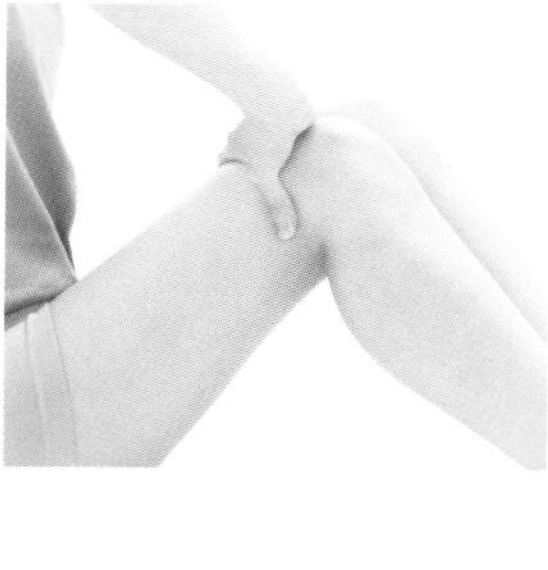

第3章

# つらい症状を我慢しない！一日の生活完全マニュアル



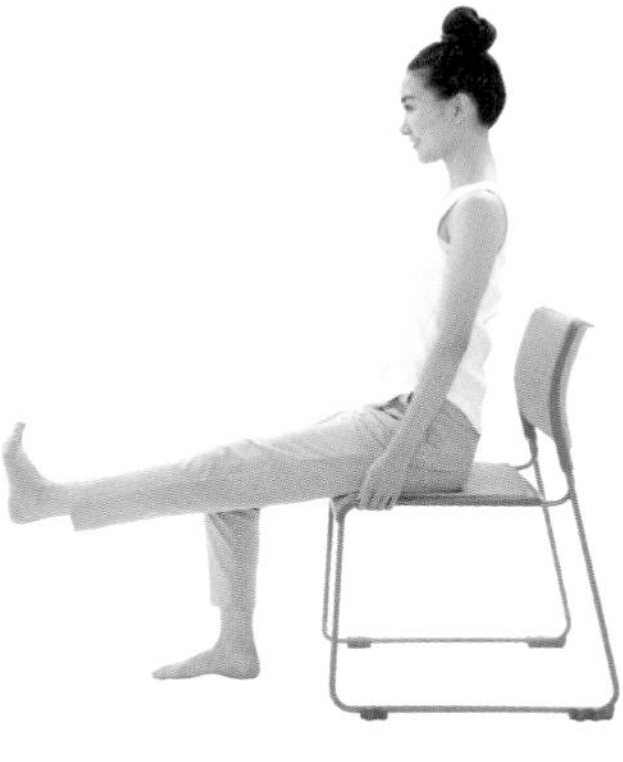

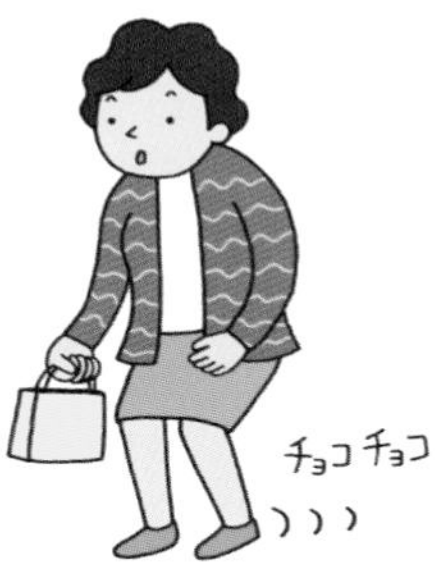

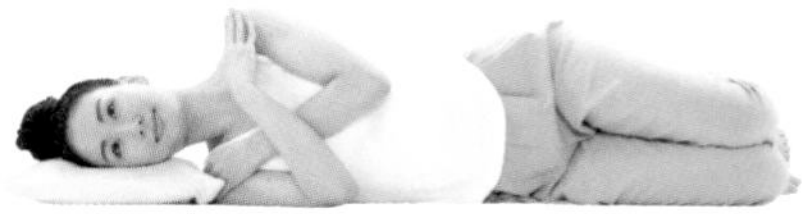

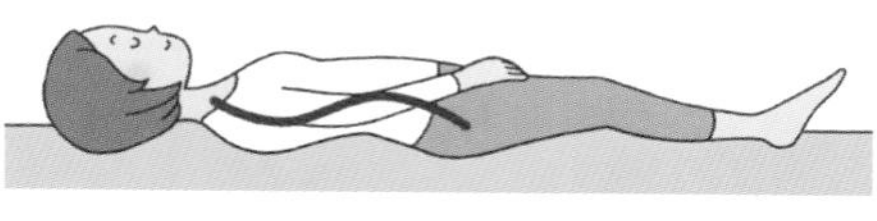

※本書で紹介する方法や体操で症状の改善が見られない、または痛みが出る場合は中止し、医師の診察を受けてください。

第1章

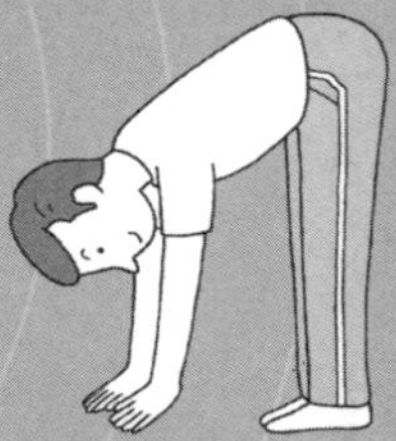

# 押さえておきたい！
# 脊柱管狭窄症のメカニズム

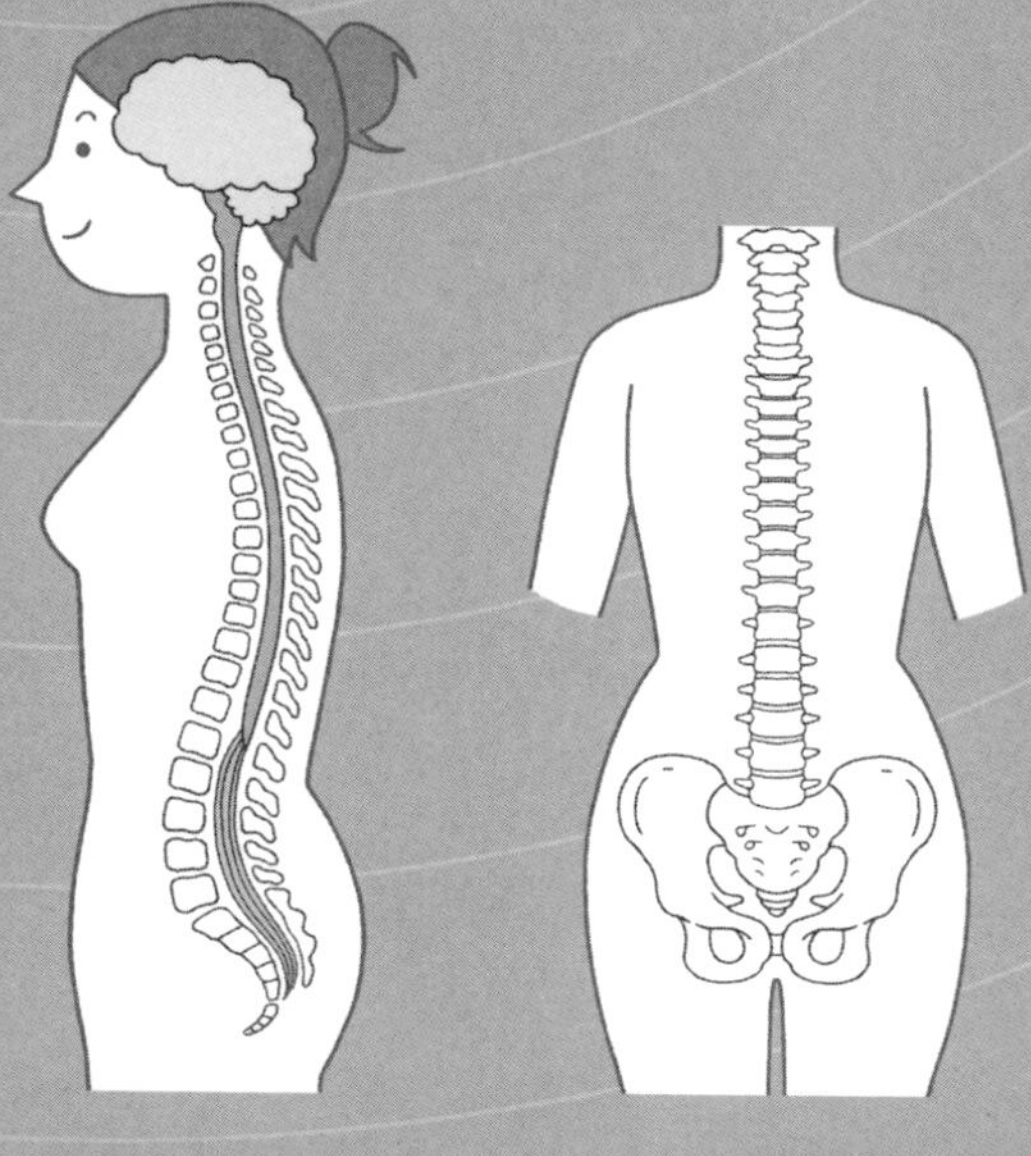

# 脊柱管狭窄症ってどんな病気？

脊柱管狭窄症《せきちゅうかんきょうさくしょう》とはどのような病気なのか――発症の原因や症状、治療法など、基本的な知識を得ることが、病気を克服するための第一歩です。この章では脊柱管狭窄症と正しく向き合うために、知っておきたいことを紹介していきましょう。

まず、この病気が発症にいたる大まかな経緯は、以下の3段階に分けられます。

**❶腰椎《ようつい》や、軟骨《なんこつ》である椎間板《ついかんばん》などが、老化により変形する。**

**❷脊柱管（背骨の後ろ側にある神経が通る管）のなかを通る神経が圧迫される。**

**❸お尻や足に痛みやしびれなどが起こる。**

骨や軟骨、靱帯《じんたい》などが加齢とともに変化（あるいは老化）していくのは自然な生理的変化で、誰も止められません。そういう意味で、**脊柱管狭窄症は決して珍しい病気ではなく、どんな人でも発症する可能性があります。**最大の原因は加齢といっても過言ではないでしょう。

事実、日本では脊柱管狭窄症の患者が急増していますが、その理由の第一に挙げられるのが、高齢者の人口増加です。脊柱管狭窄症は、加齢に伴って有病者の割合が増加することがデータでも裏づけられていますから、今後、高齢化に拍車がかかれば、患者数がさらに増えていくことは容易に想像がつきます。

## 背骨の構造を知る

さらに、脊柱管狭窄症を招く原因には、体の構造的な問題も潜んでいます。この点を理解するために、背骨（脊椎《せきつい》）の構造を説明しましょう**（20ページの図参照）**。

私たちの体を支えている脊椎は、「椎骨《ついこつ》」という小さな骨から構成されています。その内訳は、頸椎《けいつい》7個、胸椎《きょうつい》12個、腰椎5個。これに仙骨《せんこつ》と尾骨《びこつ》を合わせると、椎骨は30個以上になります。これらの椎骨が積み重なって、全体としてS字状のゆるやかな背骨のカーブを描いているのです。

そして、椎骨と椎骨の間には「椎間板」という軟骨がはさまって、クッションの役割を果たしています。また、椎骨同士は「靱帯」という帯状の丈夫な線維で結合されています。

## ◉ 背骨（脊椎）の構造

横から見た背骨

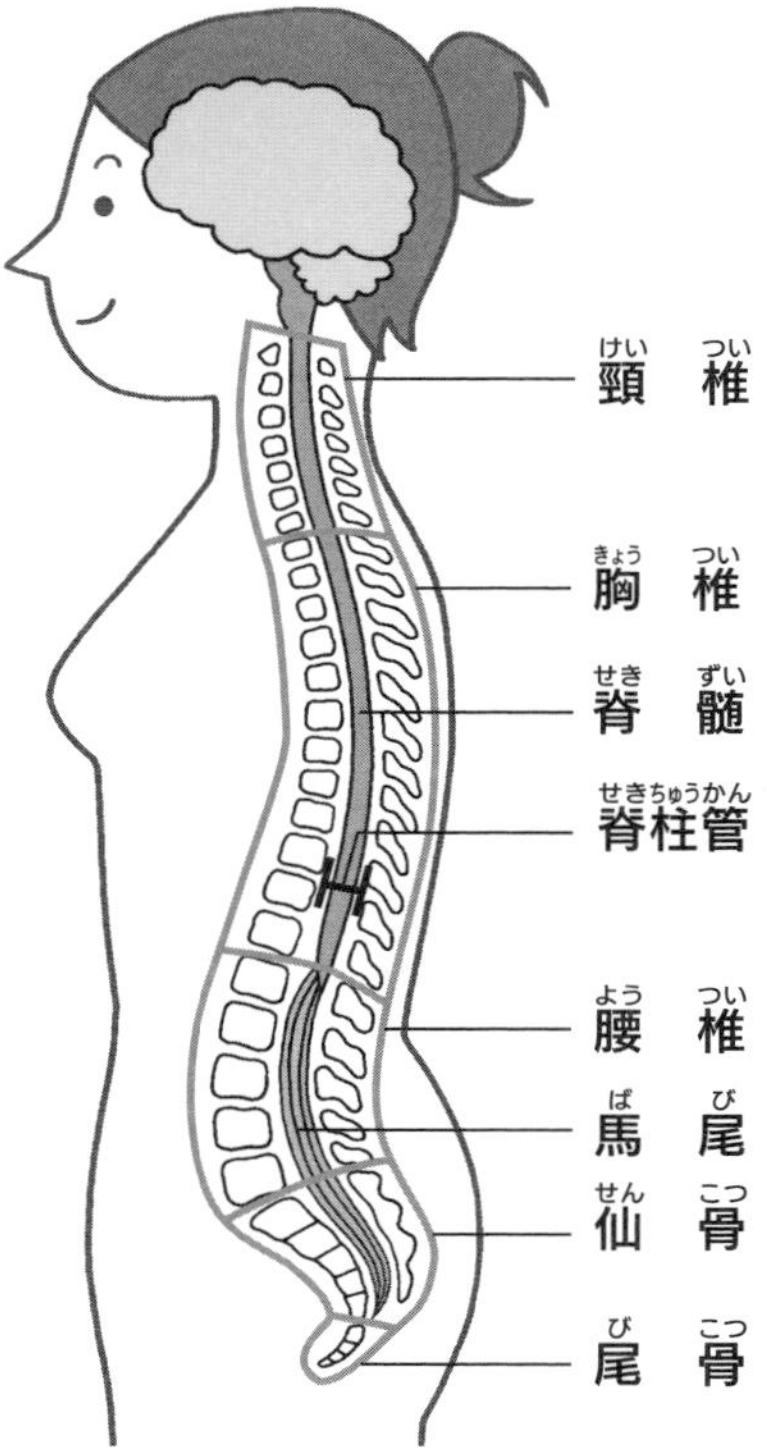


前から見た背骨

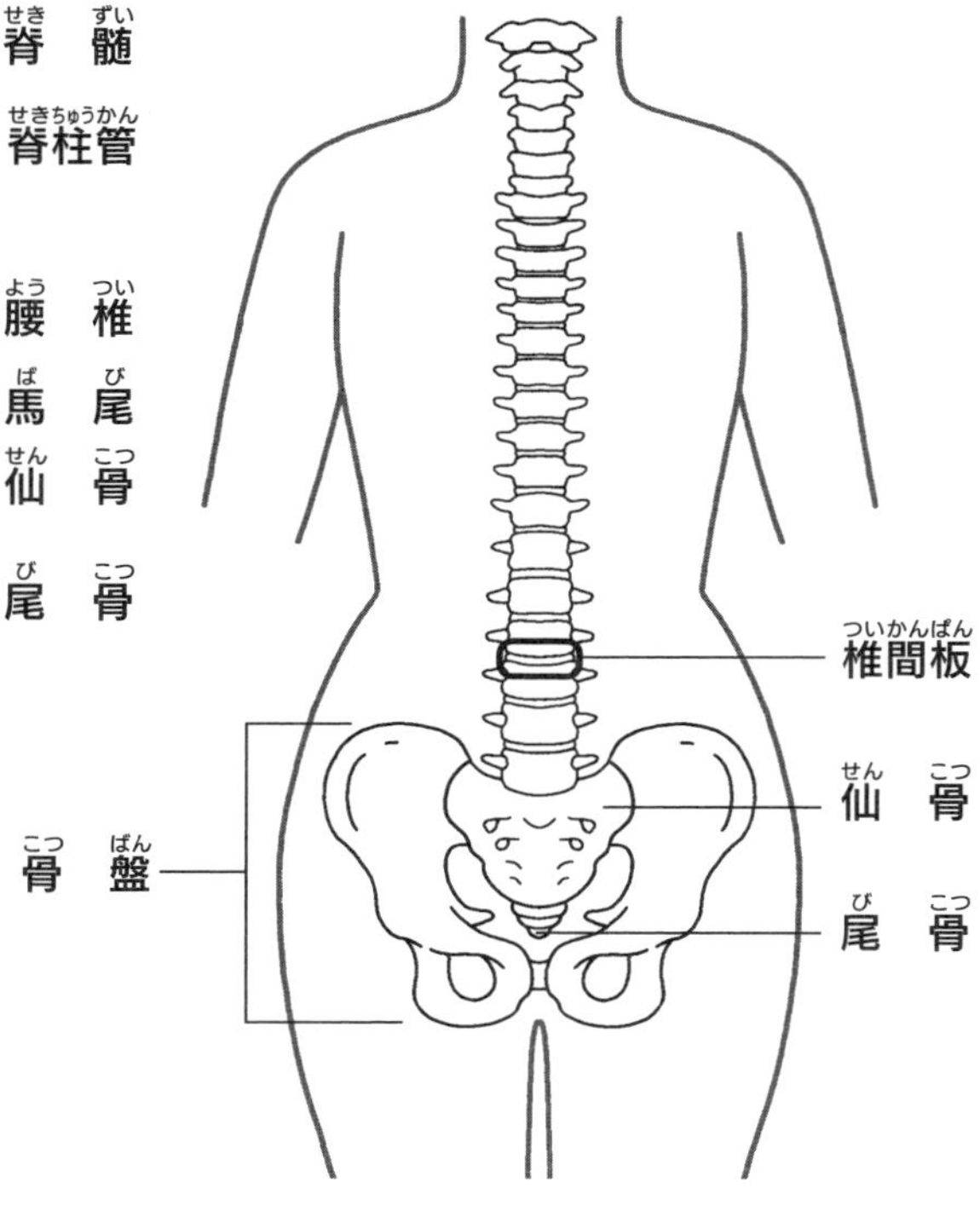

## ③ 椎間板の変形

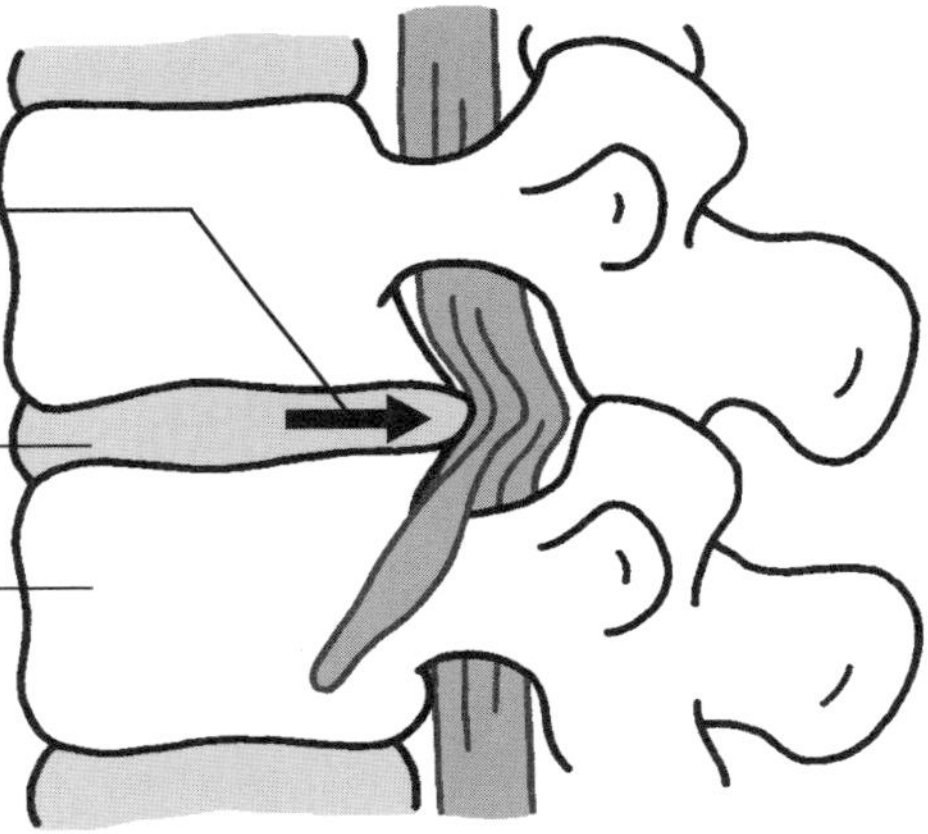


老化によって椎間板の組織が変形し、つぶれてはみ出して脊柱管や椎間孔を狭める。

**とがあります。**これによって神経が圧迫されて、痛みやしびれが出てくるのです。

椎間板だけが大きくはみ出す病気は「椎間板ヘルニア」と呼ばれます。椎間板ヘルニアと脊柱管狭窄症の見分けかたについては、36ページで詳述します。

## ④靱帯の肥厚

靱帯は、上下に連なる椎骨を結合させる線維性の組織で、椎骨は前縦靱帯《ぜんじゅうじんたい》、後縦靱帯、黄色靱帯など数種類の靱帯によって連結されています。

長い間、悪い姿勢が続くと、とくに黄色靱帯はつねに引っ張られた状態になります。すると、**靱帯は切れないように自らを厚くして（肥厚《ひこう》）、結果的に脊柱管**

## ④ 靭帯の肥厚

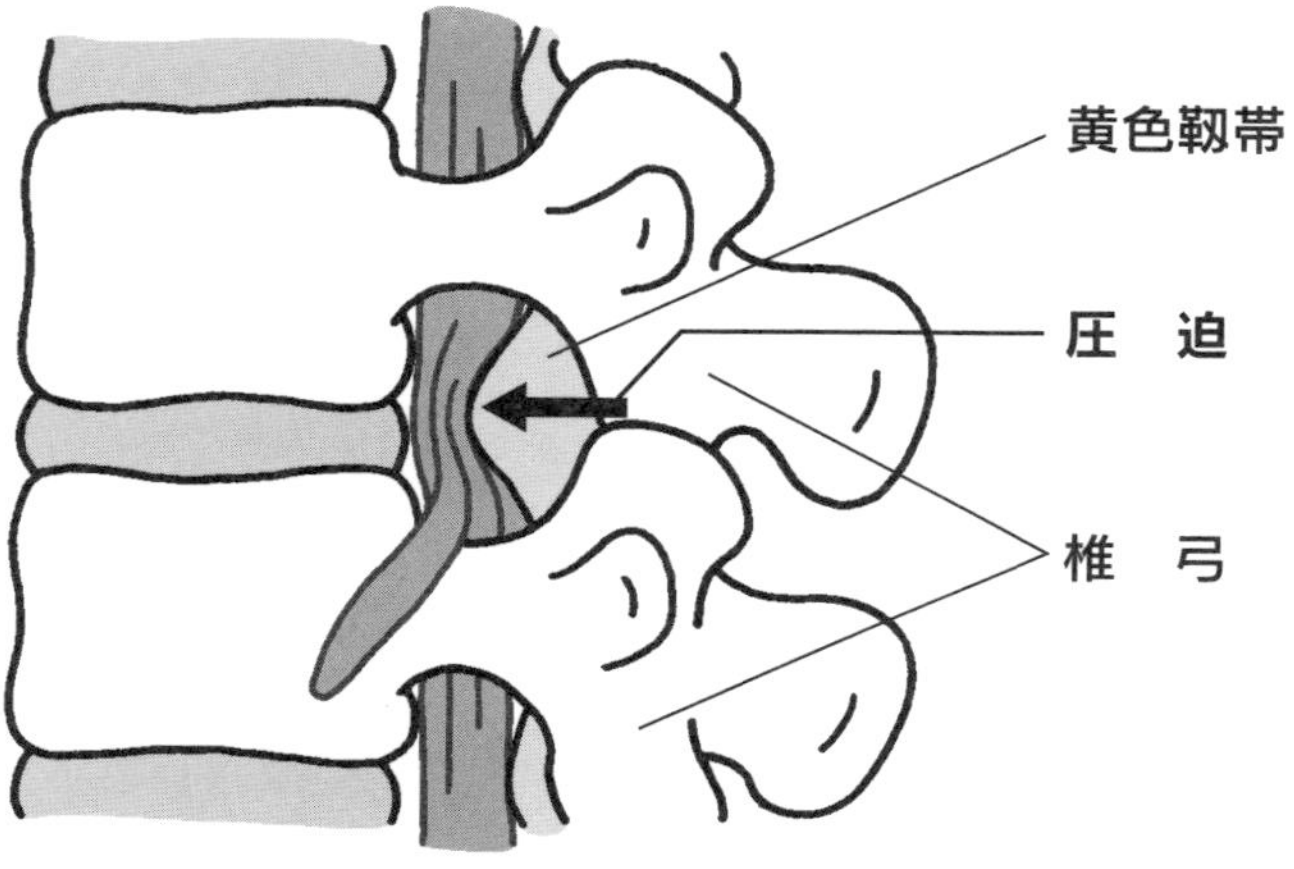


椎弓を連結している黄色靭帯が、切れないように自ら厚くなり、脊柱管を狭めてしまう。

**を狭めてしまうのです。**また、椎間板がつぶれて上下の椎骨同士が接近すると、上下の椎骨をつなぐ黄色靭帯や後縦靭帯がゆるんでせり出し、脊柱管を狭めます。

なお、まれに、靭帯が骨化（骨のようにかたくなる）して肥厚することもあります。

## ⑤椎骨のズレ

椎骨は通常、縦にきちんと整列していますが、老化に伴って椎骨が前後にずれてくることがあります。**椎骨がずれると、上下の椎骨のなかを通る脊柱管もずれて狭くなり、その結果、神経が圧迫されて、痛みやしびれを引き起こします。**椎骨のズレによって生じた脊柱管狭窄症を、と

## ⑤ 椎骨のズレ

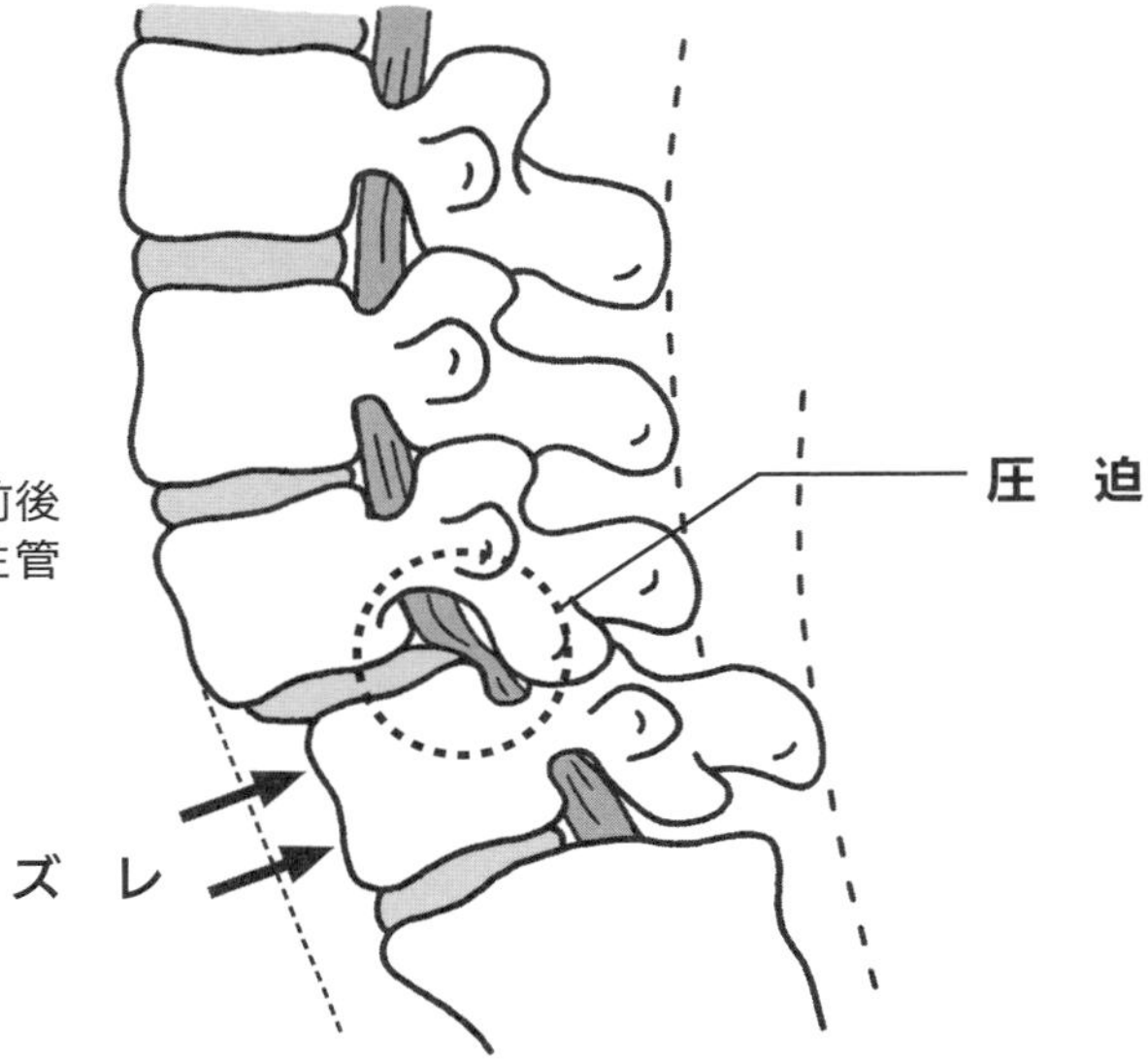


上下の椎骨の列が前後にずれることで脊柱管もずれて狭められる。

## ⑥ 腰椎の側弯

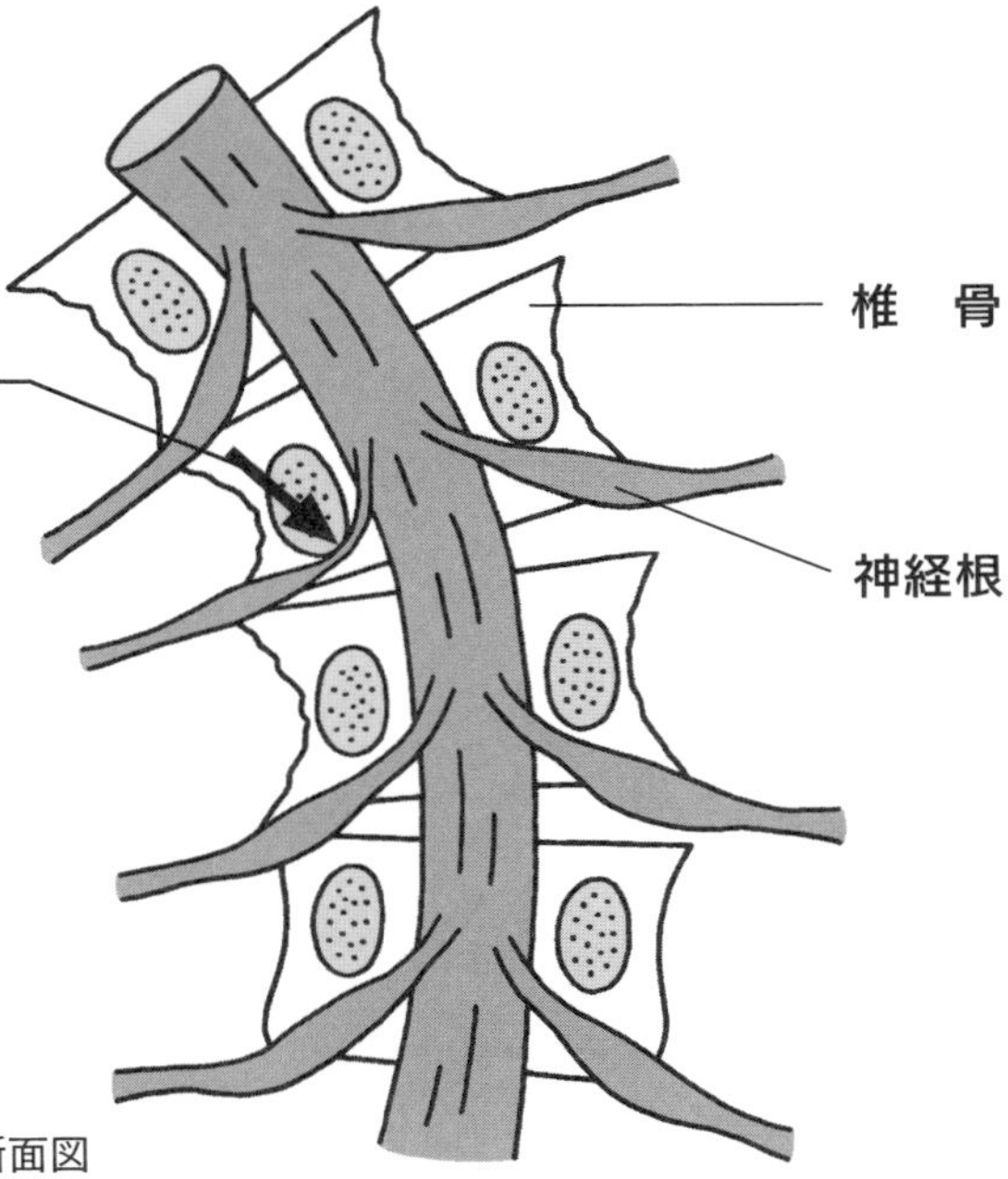


弯曲により椎骨同士の隙間である椎間孔が狭くなる部位ができ、そこで神経根が圧迫される。

※背中側から見た断面図

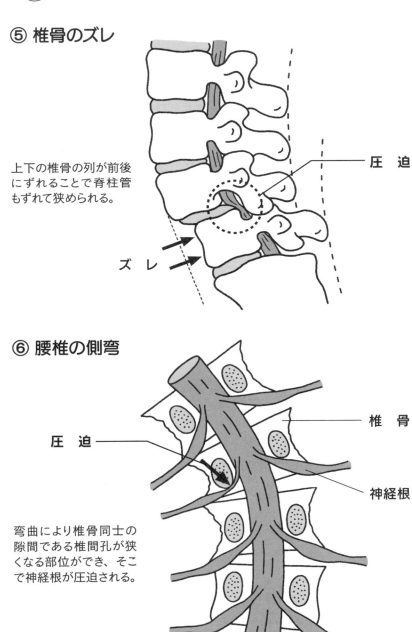

くに「腰椎すべり症」と呼びます。

**⑥腰椎の側弯**

通常の脊椎は前後から見ると、ほぼまっすぐですが、加齢とともに左右に曲がっていくことがあり、これを「変性側弯」と呼びます。

そして、**脊椎が左右に側弯《そくわん》（弯曲《わんきょく》）することで、椎骨同士の隙間である椎間孔が狭くなる場所ができて、神経根が圧迫されて痛みやしびれを引き起こすことがあります。**

腰椎は、少なくとも20～30キロの重さを持つ上半身を支えています。しかも、日常生活のなかでその重さがつねにかかり続けているのです。そうした状況の下では、椎体や椎間関節が変形する、骨棘ができる、椎間板が押しつぶされて出っ張る、脊柱管のなかにある靱帯に負荷がかかって分厚くなる、脊椎が左右に曲がる……不調を招く要因はさまざまです。しかし、長い年月をかけて腰椎に多大な負担をかけ続けることが引き金になるという点では共通しています。

の壁にコレステロールなどの脂肪物質が沈着して内径が細くなったりすることで、血管が弾力を失いかたくなります。

動脈硬化は血液の流れを悪化させますが、動脈硬化が脳や心臓で起こると、脳梗塞《のうこうそく》や心《しん》筋梗塞《きんこうそく》の原因にもなります。そして、**動脈硬化が足に現れた場合は、閉塞性動脈硬化症《へいそくせいどうみゃくこうかしょう》と呼ばれる病気になるのです。**

閉塞性動脈硬化症は、足の動脈が狭くなったり、ふさがったりすることで、血液の流れが滞るようになります。このため、足がいつも冷たい、足にしびれを感じる、ふくらはぎが痛いといった症状や、間欠跛行の症状も出てくるのです。

これらの症状は脊柱管狭窄症の症状とよく似ています。さらに、血管の老化が原因で起こる病気ということで、発症しやすい年齢が50代以降である点もよく似ています。

しかし、細かく見ていくと違いをいくつか挙げることができます。

**《脊柱管狭窄症の症状の特徴》**

**＊杖をついたり、シルバーカートを押したりすると楽に歩ける。**

**＊歩行中に痛みやしびれのために歩けなくなるが、立ち止まって腰をまるめて休むと再び歩けるようになる。**

＊歩くより自転車で移動するほうが楽である。
＊残尿感や会陰部に違和感がある。

《閉塞性動脈硬化症の症状の特徴》

＊杖があってもなくても、痛みやしびれに違いはない。
＊歩いている途中で痛みやしびれで立ち止まることがあるが、立ち止まるだけで回復する。
＊自転車でも歩きでも、痛みやしびれに違いはない。
＊残尿感や会陰部に違和感はない。
＊左右の足の色が違う。

両者の病気の違いは以上のとおりですが、自己診断は禁物です。おかしいと気づいたら、整形外科や循環器内科《じゅんかんきないか》など、専門の医療機関を受診しましょう。脊柱管狭窄症と閉塞性動脈硬化症とは治療法が異なりますので、きちんと見きわめることが重要です。

◆腰椎椎間板ヘルニア

坐骨神経《ざこつしんけい》が圧迫されたり、刺激されたりすることで、坐骨神経の走行に沿ってお尻や太ももから足先に痛みやしびれが出ることを「坐骨神経痛《ざこつしんけいつう》」と呼びます。これは医学的な病名ではなく、単なる症状の一種です。頭痛や腹痛などと同様に症状の呼び名に過ぎず、そ脊柱管狭窄症の治療では、痛みやしびれなどの症状をやわらげ、日常生活での支障をなくしていくことが主眼となります。これを目的とした治療が、**手術以外の治療法である「保存療法」です。**現在、医師が行なう脊柱管狭窄症の最初の保存療法は、経口薬(のみ薬)を内服して痛みやしびれをやわらげる薬物療法です。

**薬はあくまで対症療法なので、脊柱管狭窄症が根本的に治るわけではありません。**残念ながら、脊柱管の狭窄自体を改善するような薬はありません。

しかし、薬によって痛みやしびれがやわらいでくれば、体を動かすことが楽になり、気持ちも前向きになります。薬で上手に症状をコントロールしながら、日常の生活習慣の改善や運動療法なども行なって、生活の支障を減らすことを目指します。

そして、症状が軽くなってきたら、処方してくれた医師と相談しながら、適宜、薬の量を減らし、最終的に服用が不必要になることを目標とします。だらだらと惰性で服用を続けることは避けなければなりません。このためには、意思の疎通がしやすいように、日ごろから医師と良好な関係を築くことが大切です。

一方、**強い痛みに対しては神経の周囲に局所麻酔薬やステロイドを注射する神経ブロック療法を行なうこともあります。**また、温熱療法《おんねつりょうほう》、牽引療法《けんいんりょうほう》、マッサージ療法、運動療法といった選択肢もあります。

また、ここであらためて誤解を解いておきたいのが、保存療法に対する認識です。医学が発達したこのご時世、薬やブロック注射、そのほかの保存療法を行なえば、容易に痛みやしびれから解放されて、日常生活がもとに戻るのではないか、と考えている人が少なくありません。しかしながら、じつは、**脊柱管狭窄症を決定的に治すことができる保存療法を、現代医学では見いだせていないのが現状です。**

手術をせずに病院で保存療法を行なった患者さんについて、10年以上経過した時点で調べた研究によると、「症状が進行していた」が3分の1、「変化なし」が3分の1、「症状が改善した」が3分の1という結果が出たそうです。

つまり、医師に従って治療を受け続けていればよくなるだろうと、保存療法に過剰な期待をしたり、自分で効果をあまり実感できない治療法を漫然と受け続けて、時間と労力を浪費したりするのは考えものであるといえます。

また、症状が悪化してしまうと、歩けなくなってしまったり、排尿・排便障害が出たり、生活の質が大幅に低下する可能性があります。状態によっては保存療法だけでなく、手術も視野に入れつつ、治療法を検討するのが賢明です。

## 運動療法と生活改善が根本的な治療につながる

脊柱管狭窄症の症状を引き起こすのは、脊柱管の狭窄による神経の圧迫です。その狭窄を招く原因として、体の老化のほか、姿勢の悪さや骨格のゆがみ、腰椎を支える腰周辺の筋肉の硬直や衰えなどが挙げられます。そこに着目するのが運動療法です。

**運動療法は、体を動かして症状を改善したり、体の機能を回復したりする治療法ですが、ストレッチなどの体操療法や、筋トレ、ウォーキング、ジョギング、水泳などのいわゆる運動も含まれます。**

ところで、「これで痛みやしびれとさよならだ」と大きな希望を抱いて手術を受けて、術後の経過がとても順調な患者さんがたくさんいる一方で、現実には期待したほどの結果が得られなかった、あるいは一時的には改善したものの、しばらくすると再発してしまったという患者さんも少なからずいます。この両者の違いは、どこからくるのでしょうか。

私の経験からいえば、術後の経過が思わしくない人は、神経のダメージが大きくて回復力が残っていないということもありますが、日ごろから運動療法をまったく行なわずに、手術に臨んでしまったのではないかと考えられます。

姿勢の悪さや骨格のゆがみ、腰の周囲の筋肉の硬直など、症状を招いている原因にアプローチせず、神経へのダメージを蓄積させてしまうと、手術で神経への圧迫を取り除いたとしても、神経自体が回復しなくなってしまいます。

さらに、それらの原因を放置したまま、同じように術後に腰椎へ負担をかけ続けていれば、再び狭窄を起こして痛みやしびれが再発してしまうのです。

私は治療にあたって、腰や体全体を考えたカイロプラクティックの施術を行なうとともに、患者さん一人ひとりに必ず、**脊柱管を広げて痛みやしびれを緩和する体操を指導し、毎日の暮らしのなかで実践してもらっています。**

ところが、整形外科を受診しても、患者さんにあうような体操を含めた運動療法を指導してくれる医師はあまりいません。つまり、今の脊柱管狭窄症の治療においては、運動療法がいちばん欠落しているのです。

個々の患者さんの状態にあった運動療法を行なえば、症状がすっかりよくなることも珍しくありません。事実、私の著書を読んで、体操を実践してよくなったという患者さんはたくさんいらっしゃいます。

また、脊柱管狭窄症によって自由に動くことができなくなると、精神的なストレスがた

## ⊙ 神経根型の圧迫された部位と症状が出る部位の関係

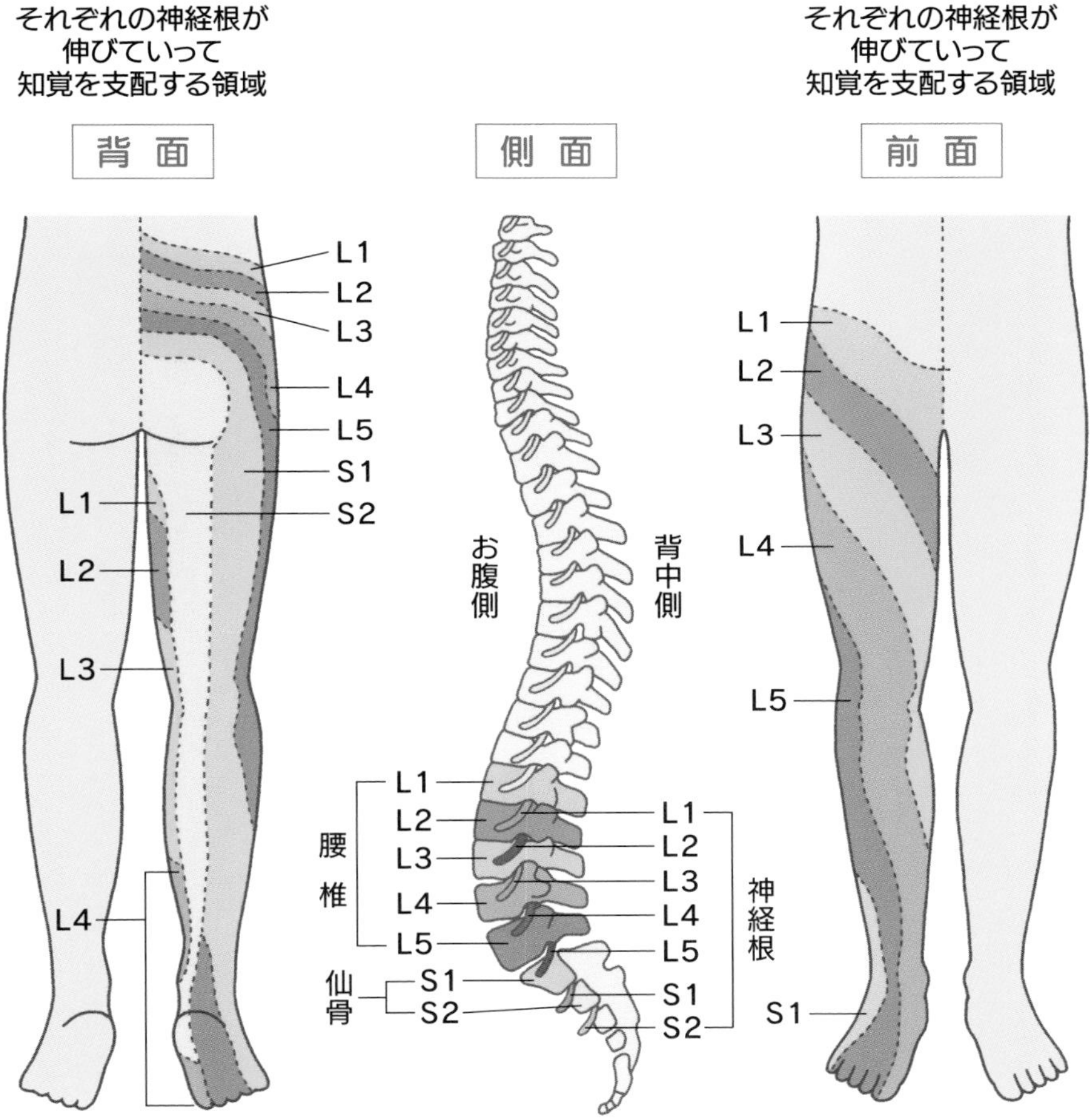


### 〈特定の神経根が圧迫されたときに症状が出る支配領域の例〉

| | |
|---|---|
| 腰椎の上から5番目（L5）の神経が圧迫される | → お尻と太ももからすねの外側、足の甲と足先に症状 |
| 仙骨の上から1番目（S1）の神経が圧迫される | → お尻と太ももの後ろ側からふくらはぎ、足首の外側から足の裏にかけての症状 |

## ⊙ 片側神経根型

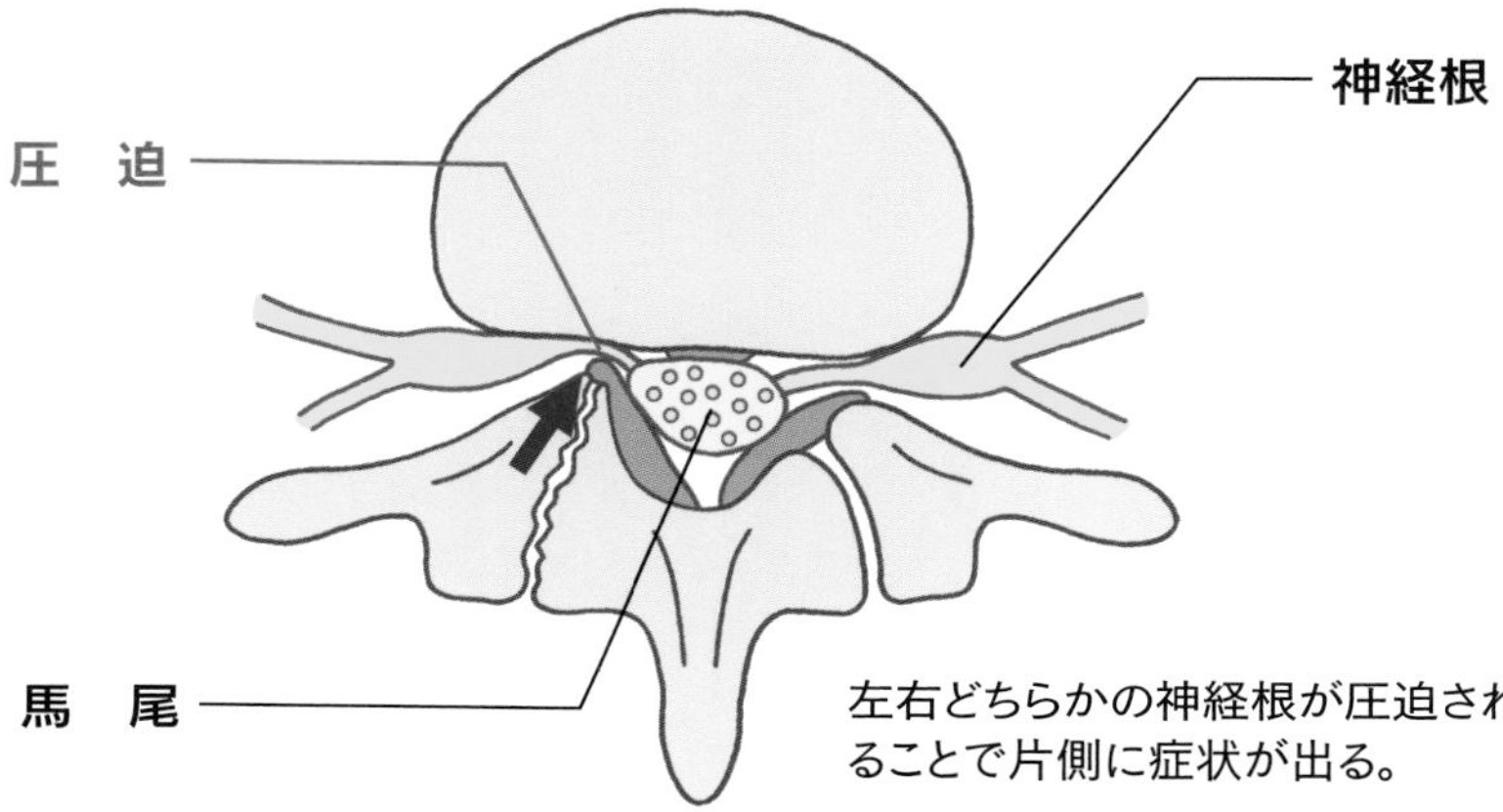


左右どちらかの神経根が圧迫されることで片側に症状が出る。

症状の典型例

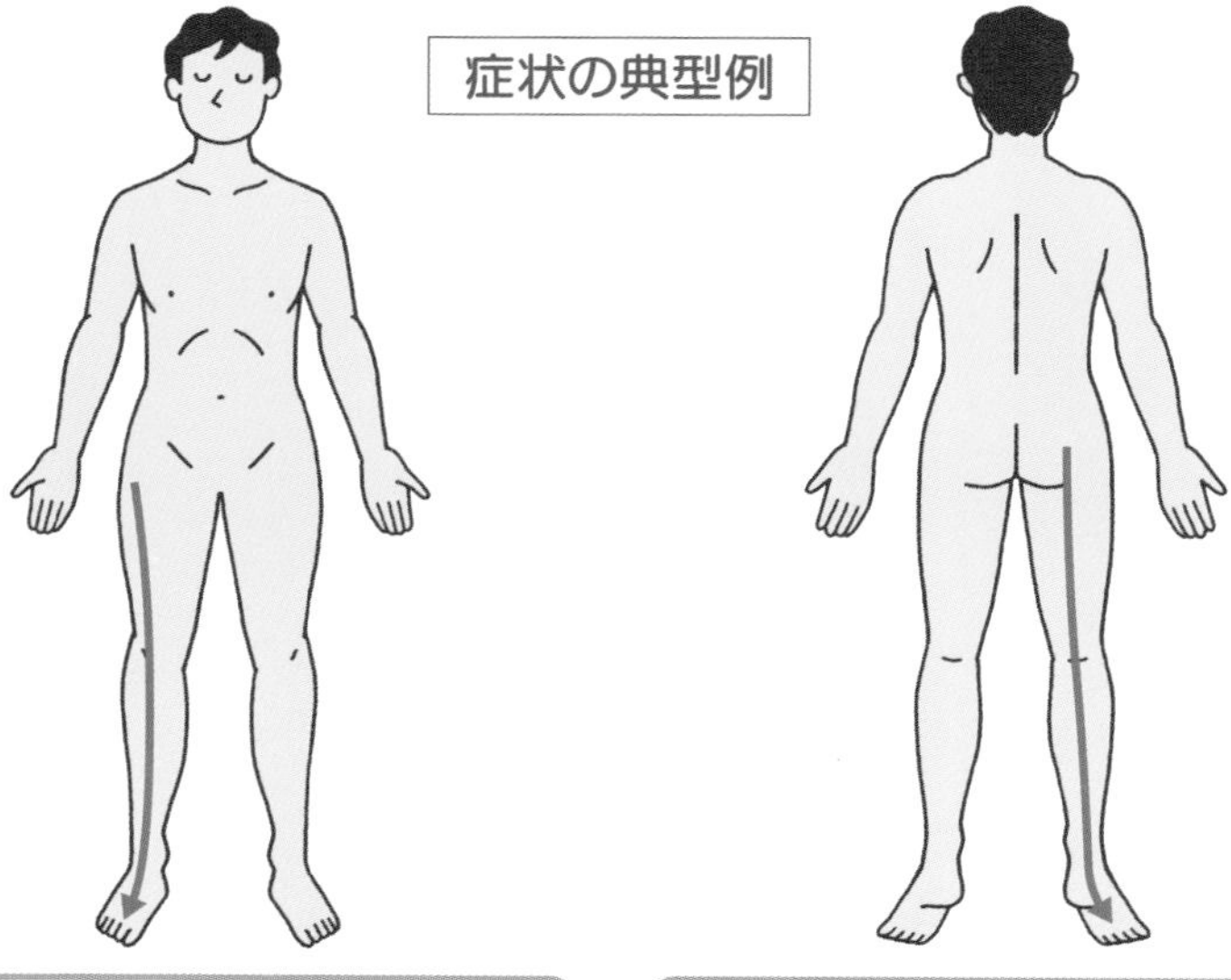

片側の太ももの外側から足の甲にかけて痛みやしびれが出る

↓

L5タイプ(51ページ参照)

片側のお尻から足の後ろにかけて痛みやしびれが出る

↓

S1タイプ(51ページ参照)

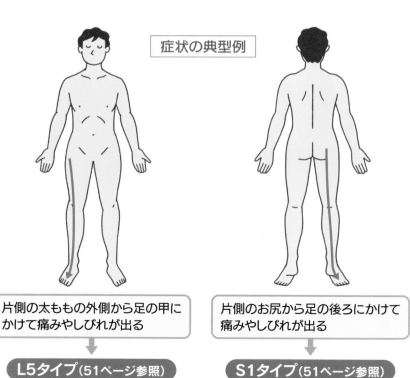

## ◉ 両側神経根型

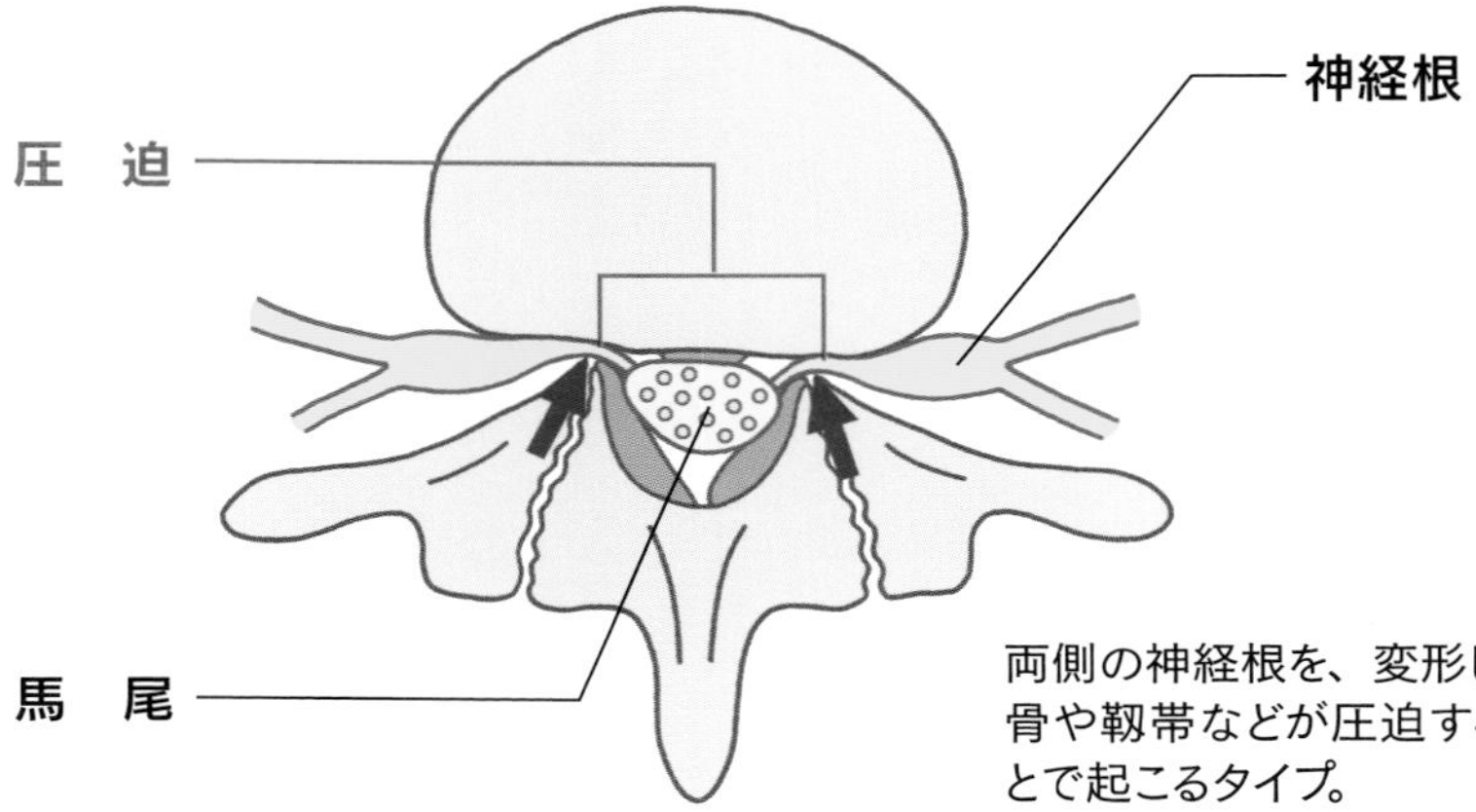
圧 迫
神経根
馬 尾

両側の神経根を、変形した骨や靭帯などが圧迫することで起こるタイプ。

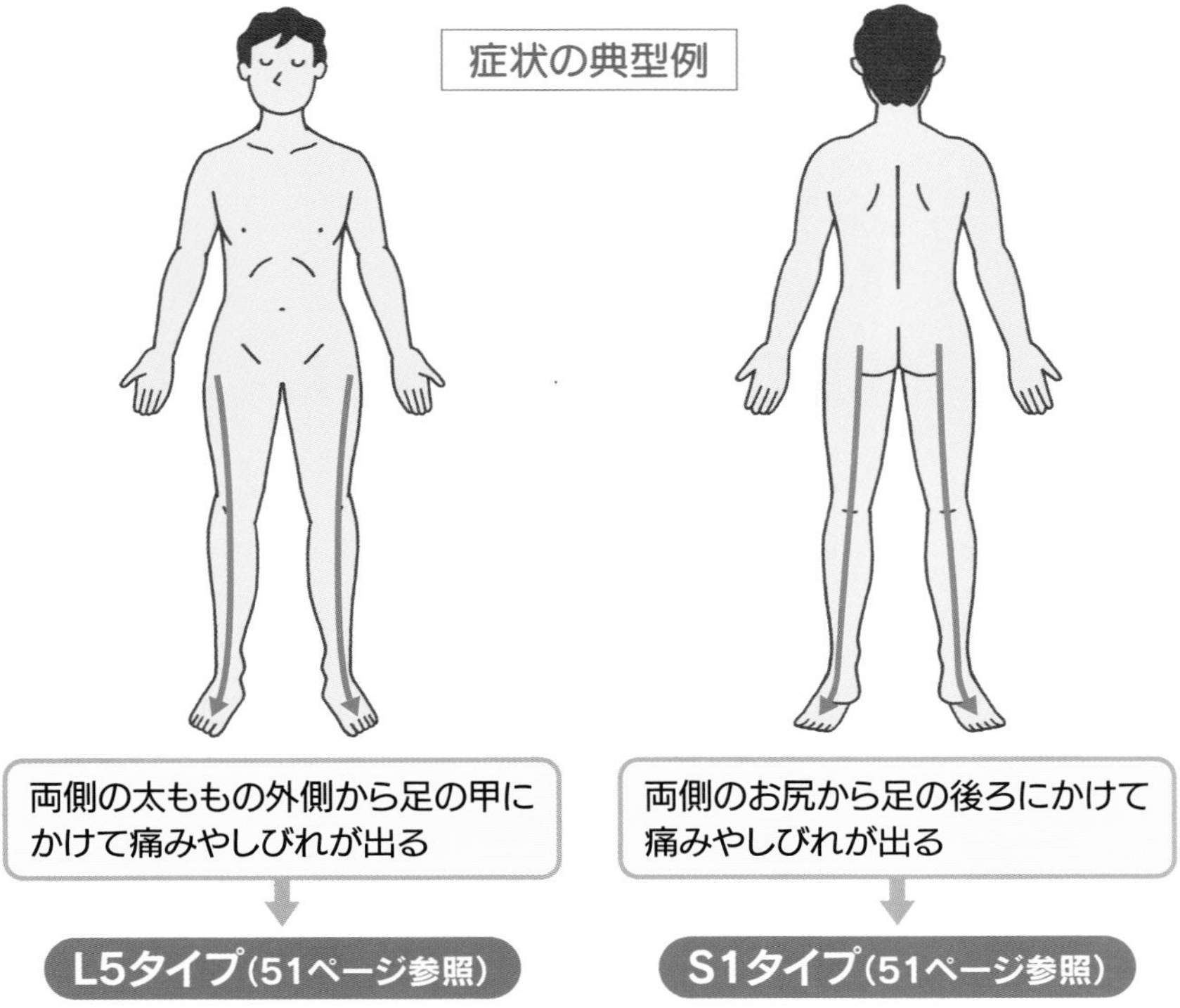
症状の典型例
両側の太ももの外側から足の甲にかけて痛みやしびれが出る
L5タイプ（51ページ参照）
両側のお尻から足の後ろにかけて痛みやしびれが出る
S1タイプ（51ページ参照）

こともありますし、皮膚の感覚が鈍くなる部分が出てきて、ふくらはぎや足などをさわっても何も感じない人もいます。

また、歩くと腰がやや反った状態になるため、神経への圧迫がより強くなるのに加え、足を前後に動かすことで足に向かう神経が引っ張られます。すると、痛みやしびれが強くなり、それがピークに達すると歩けなくなります。しかし、少し休んで腰をまるめた姿勢で脊柱管を広げてやると、再び歩けるようになります。これが、脊柱管狭窄症に特徴的な間欠跛行という症状です。

神経根型は、治療によって比較的治りやすく、薬などの保存療法でおよそ7割に症状改善が見られます。なかには自然に回復するケースもあります。

## 馬尾型の特徴は両足のしびれ

脊柱管のなかを通る神経の束である馬尾が圧迫されて起こるのが馬尾型です。**馬尾の神経は、足腰の皮膚や筋肉だけでなく、膀胱や直腸などにも行き渡っているため、幅広い症状が出ます。**

第2章

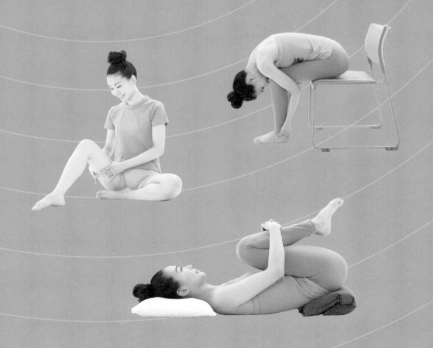

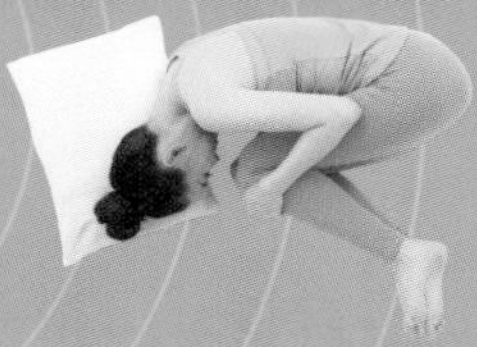

実践！

# 脊柱管狭窄症を治す「簡単体操」&「ツボ押し」

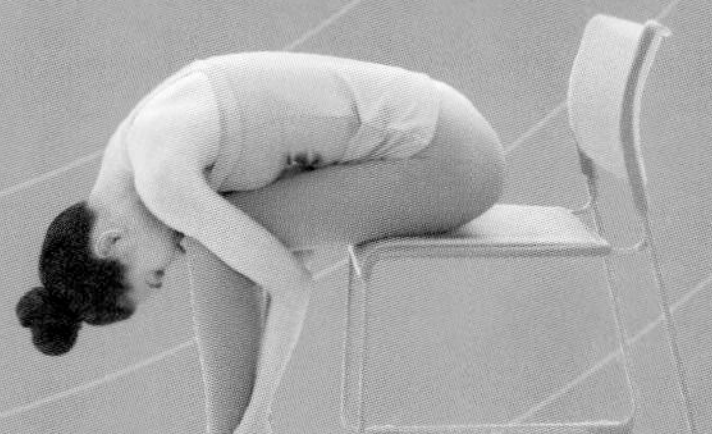

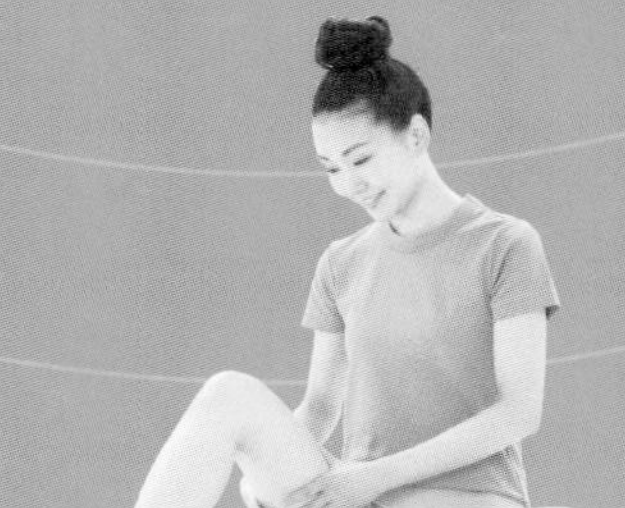

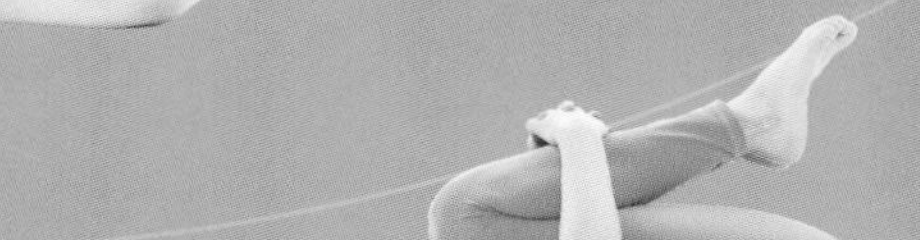

# 簡単体操――神経のダメージを回復させる！

第1章で脊柱管狭窄症のメカニズムを詳しく説明してきましたが、脊柱管が狭められることで脊柱管狭窄症を発症するのであれば、脊柱管を広げればいい――これが、本章で紹介する簡単体操のベースにある考えかたです。**狭くなった脊柱管を広げることで神経の圧迫を軽減し、その間に、傷んだ神経を徐々に回復させるのです。**

今回紹介する体操は、いずれも医学やカイロプラクティックの理論をもとに私が考案したもので、クリニックに来院される患者さんたちにも指導しています。クリニックの患者さんや私の著書を通じて実践してくださった方がたからは、「痛みやしびれがとても軽くなりました」といった声が多数届いています。

## 5種類の簡単体操が症状に効く

簡単体操には大きく分けて5つの体操があります。

❶ひざ抱え体操(基本体操)……64ページ～
❷腰まるめ体操(基本体操)……68ページ～
❸よじり腰まるめ体操(応用体操)……72ページ～
❹横曲げ体操(応用体操)……76ページ～
❺背中伸ばし体操(応用体操)……78ページ～

**❶ひざ抱え体操**、**❷腰まるめ体操**は、脊柱管狭窄症のタイプを問わず、すべての人に試してほしい体操です。**❸よじり腰まるめ体操**は、今回新たに紹介するメソッドで、「より効果的に脊柱管を広げられないか」という狙いで考案しました。片側・両側神経根型の人むけの体操です。❶と❷の体操で充分な効果が感じられない場合、これを行ないましょう。

一方、**❹横曲げ体操**は、片側神経根型の人のための体操です。片側神経根型以外の人は行なわないでください。これらの体操は、**毎日続けることによって、脊柱管を通る神経への圧迫が改善し、傷んだ神経の働きが回復する、あるいは動かしにくかった腰の可動域が広がるといった効果が期待できます。**

ラストの**❺背中伸ばし体操**は、背骨全体を治療するカイロプラクティックの考えを取り入れたメソッドです。脊柱管狭窄症の人のなかには、どうしても筋肉が過緊張になりがちで、背中がまるまってかたくなっているケースがよくあります。このように背中がかたくなった状態のまま、腰だけに目を向けて治療を続けていては、なかなか効果が表れません。「背中伸ばし体操」を行なうことで、まるく固まった背中の背骨の動きをよくするとともに、上半身の筋肉の緊張をゆるめます。

脊柱管狭窄症による痛みやしびれを訴える患者さんに対して、たいていの医師は、せいぜい「痛みやしびれがあるなら、無理をしないでください」とお願いするだけで、細かな指導をしていないのが実情だと思われます。しかし、**痛みやしびれのために家に閉じこもって、できるだけ安静にしているだけでは根本的な改善にはいたりません。**

自分で取り組めて、体の手入れが手軽にでき、体の機能を維持するために大変有効な治療法。それが運動療法です。決して医師任せにせず、「自分の病気は自分で治す」という前向きな姿勢がなければ継続できないところも、運動療法が大きな効果をもたらす要因だろうと臨床を通じて感じています。ぜひ習慣化しましょう。

なお、いずれの体操も、脊柱管狭窄症の症状を悪化させる動きではありませんが、足の痛みやしびれを強く感じるようであれば、中止するか、時間を短くして症状を出さないように注意してください。

# Ⓑひざ伸ばしバージョン

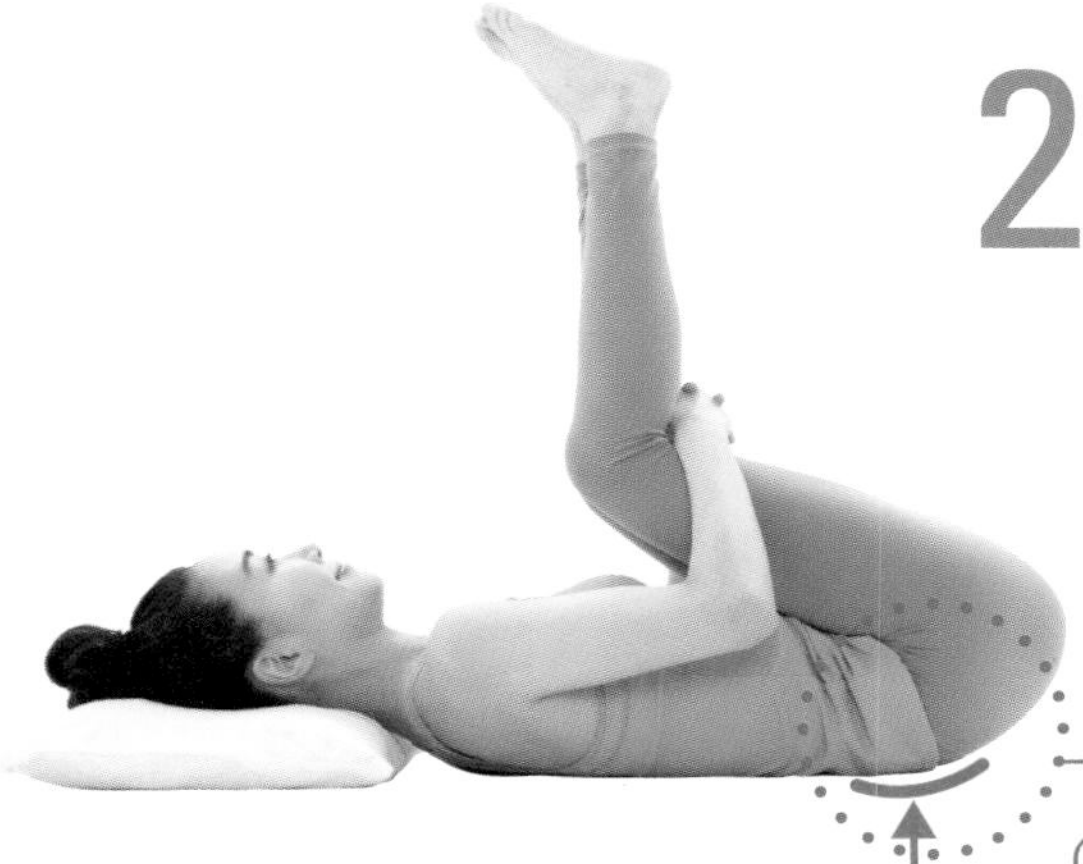


## 2 太ももの裏側を両手で抱えて、ひざを胸に引き寄せる

太ももを抱えてひざを胸に引き寄せる。腰をしっかりとまるめて30秒キープ。ひざは楽な角度に。

**POINT**
お尻が床から浮くくらいしっかりとまるめましょう。腰のまるめるポイントを意識

**memo**
- 1回30秒
- 休憩しながら 3回繰り返す(=1セット)
- 1日3セット以上行なう

しっかりと腰をまるめるために

## お尻の下にクッションを入れて行なう

クッションを入れれば楽ちん!

両ひざを胸の近くでキープできない人や、腰がうまくまるまらないという人は、腰の下にクッションや座布団を折りたたんで入れると、腰がしっかりまるまる。

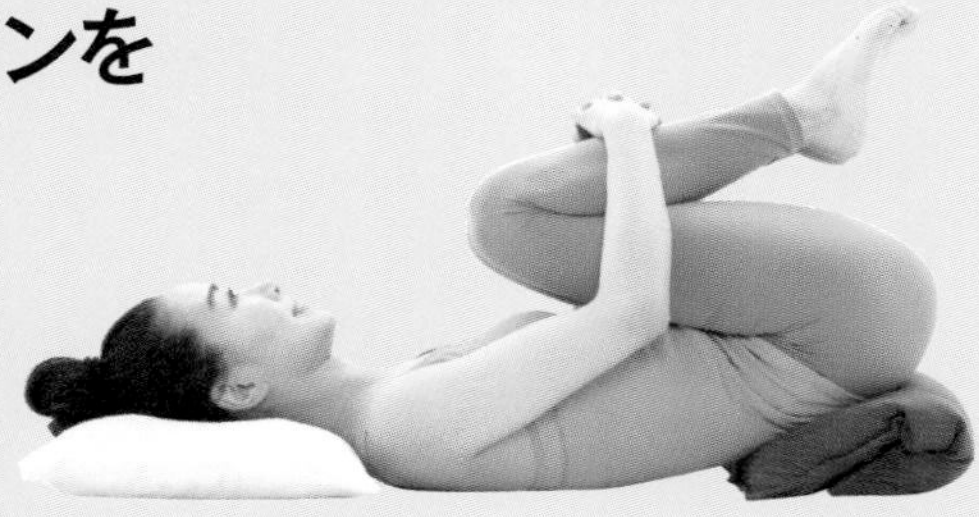

**POINT**
クッションや座布団は腰がよくまるまる高さに適宜調節

仕事や家事の合間に

イスがあればどこでもできる

# 腰まるめ体操

ひざ抱え体操と同様に、腰をまるめて脊柱管を広げる体操です。イスがあればどこでもできるので、職場や外出先でも実践可能。ひざ抱え体操とあわせて、この体操をこまめに行ない、脊柱管を広げましょう。

## 1 イスに腰かけて両足をそろえる

転倒を防ぐために、足の裏をしっかりと床につける。

POINT
前に倒れないよう、イスに深めに腰かける

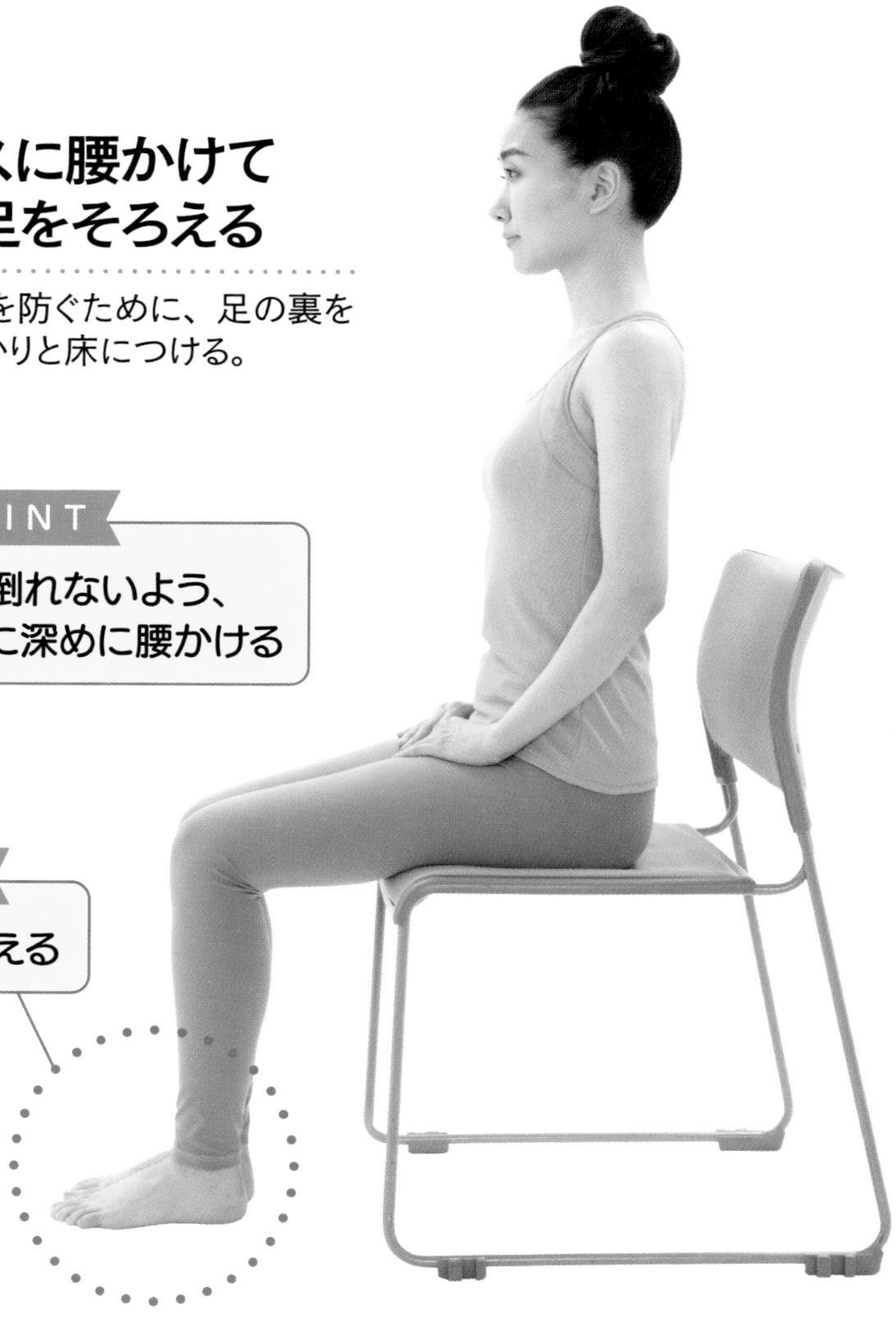

POINT
両足をそろえる

memo

- 1回30秒
- 休憩しながら
  3回繰り返す(=1セット)
- 1日3セット以上行なう

## 2 上半身を曲げて腰をまるめる

上半身を曲げて両手で足首をにぎり、胸が太ももにつくようにする。このとき腰がしっかりまるまっていることを意識する。この姿勢で30秒キープ。

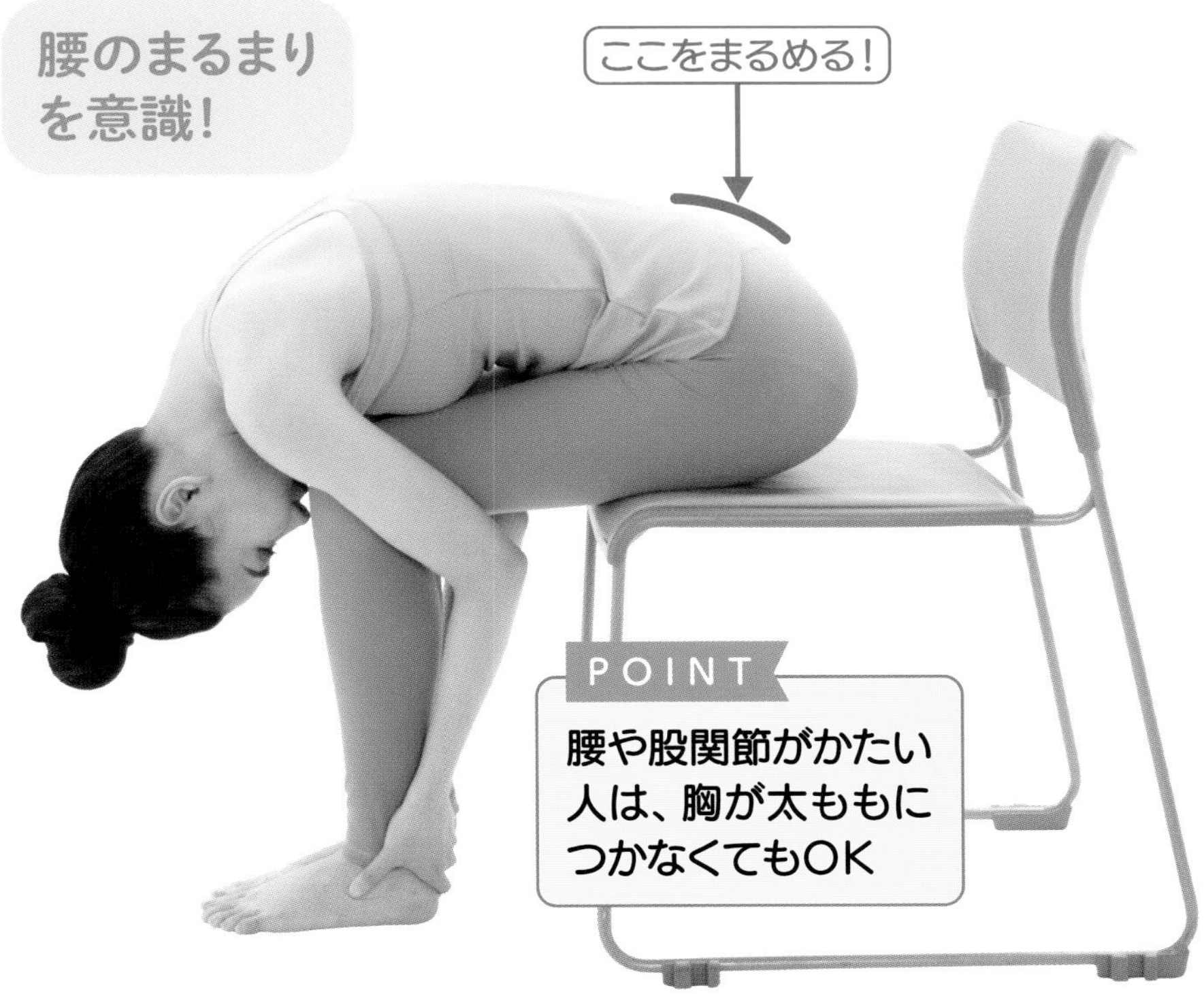
腰のまるまりを意識!
ここをまるめる!

POINT
腰や股関節がかたい人は、胸が太ももにつかなくてもOK

POINT

- イスからお尻が少し浮くくらい、腰をしっかりとまるめる
- 上半身を曲げるとき、勢いをつけすぎると転倒したり、かえって腰を痛める危険性があるので、勢いをつけずに曲げる

# 「腰まるめ体操」の2バリエーション

## Ⓐ 体がかたい人むき
## Ⓑ 体がやわらかい人むき

一工夫で効果アップ

「腰まるめ体操」にひと工夫加えて脊柱管をより広げることで、効果が高まります。体の状態に合わせて無理のない範囲で行ないましょう。

## Ⓐ 体がかたい人むき

### まるめたタオルをお腹にはさむ

円柱状にまるめたバスタオルをお腹と太ももの間にはさんで、腰まるめ体操を行なう。腰がしっかりまるまるよう注意して行なう。

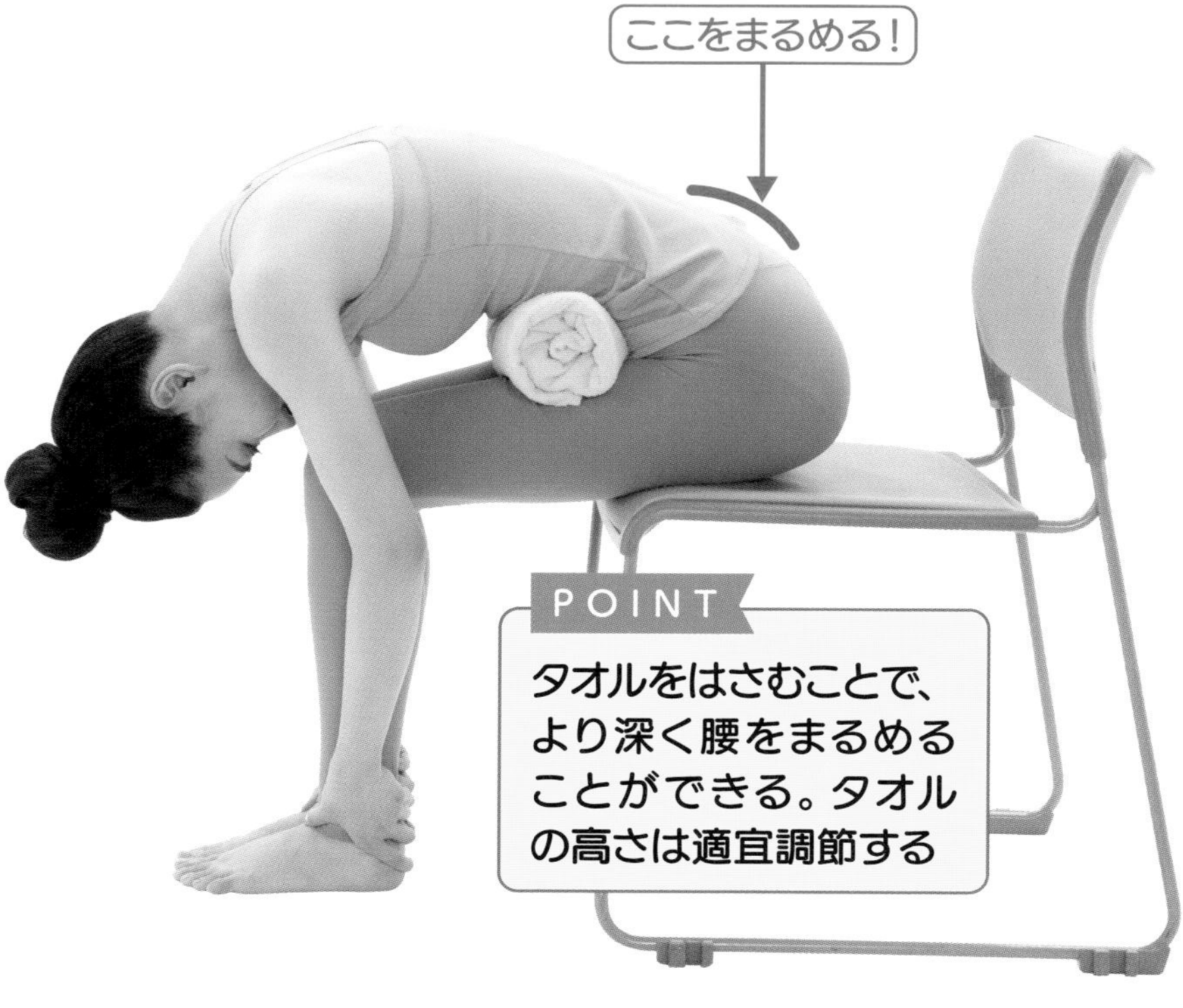


**POINT**

タオルをはさむことで、より深く腰をまるめることができる。タオルの高さは適宜調節する

## 3 上半身をよじりながら倒す

下半身はそのままで、上半身のみ無理のない範囲でよじる。腰のまるまりを感じながら30秒キープ。

POINT
上側の肩を下ろす

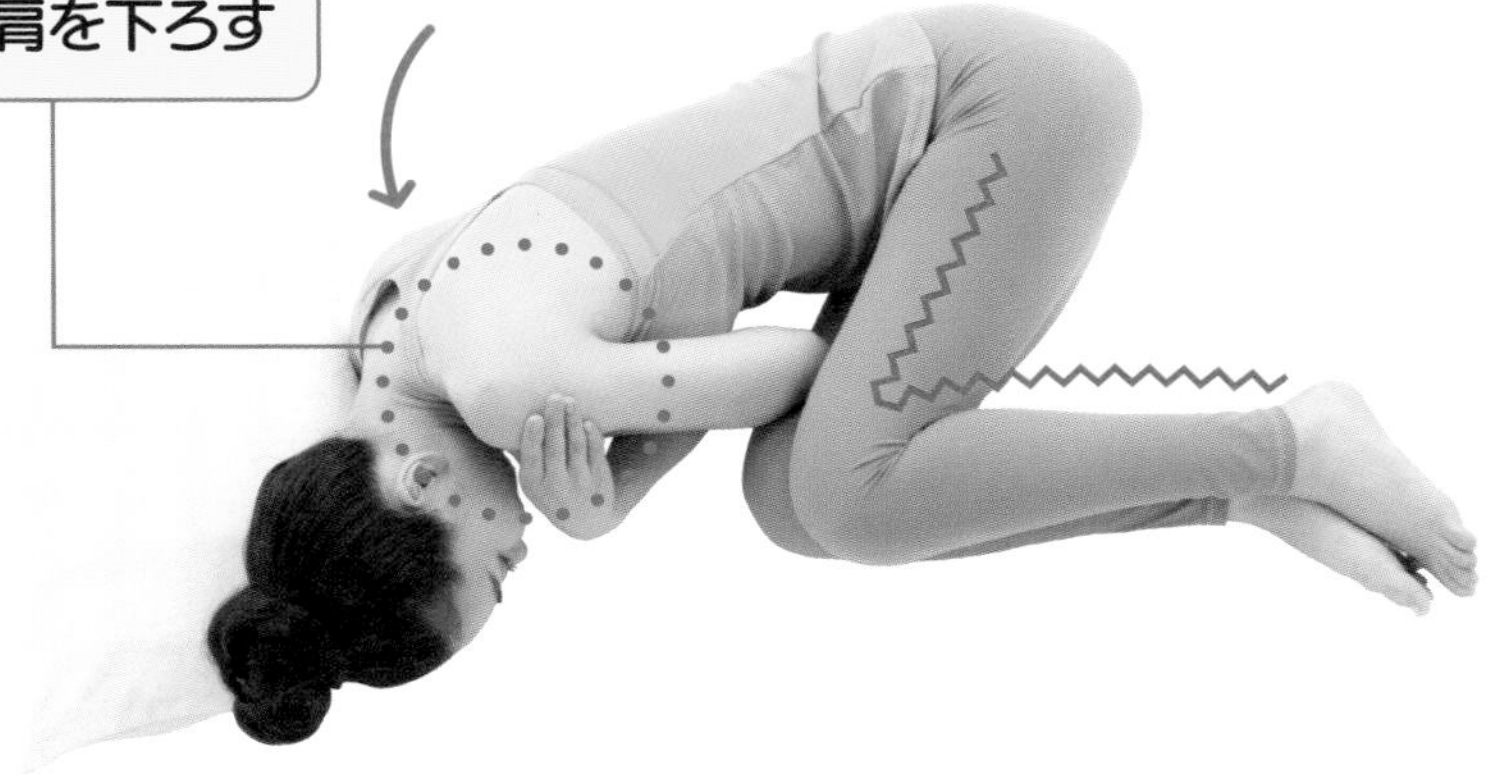

上から見ると

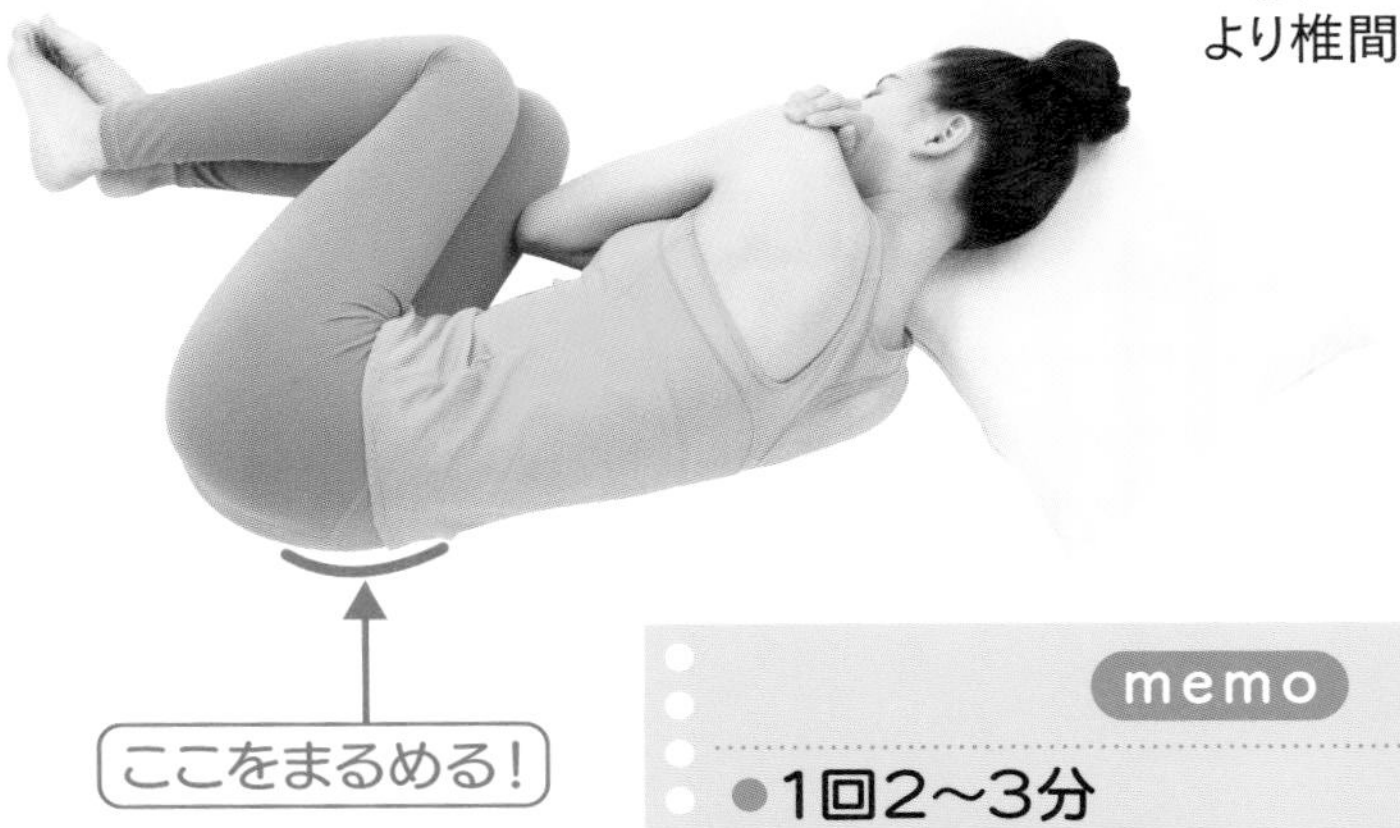


上半身にひねりを加えて腰をまるめることで、より椎間孔が広がる。

memo
- 1回2〜3分
- 1日に数回を目安に行なう
- 朝晩の2回でも効果が期待できる
- 両側に症状がある場合は両側を行なう

椎間孔を
効果的に広げる

片側神経根型の人のための体操

# 横曲げ体操

片側神経根型の人だけが行なう体操です。腰椎を横に曲げることで神経の通り道（椎間孔）を広げ、神経の回復をはかります。下半身は固定したまま、痛みがある側と反対側に上半身を曲げます。

## 1 あお向けに寝てひざを立てる

あお向けに寝る。頭は枕などで楽な高さに調節を。
両ひざを曲げて、足の裏を床につける。足を開いてもよい。

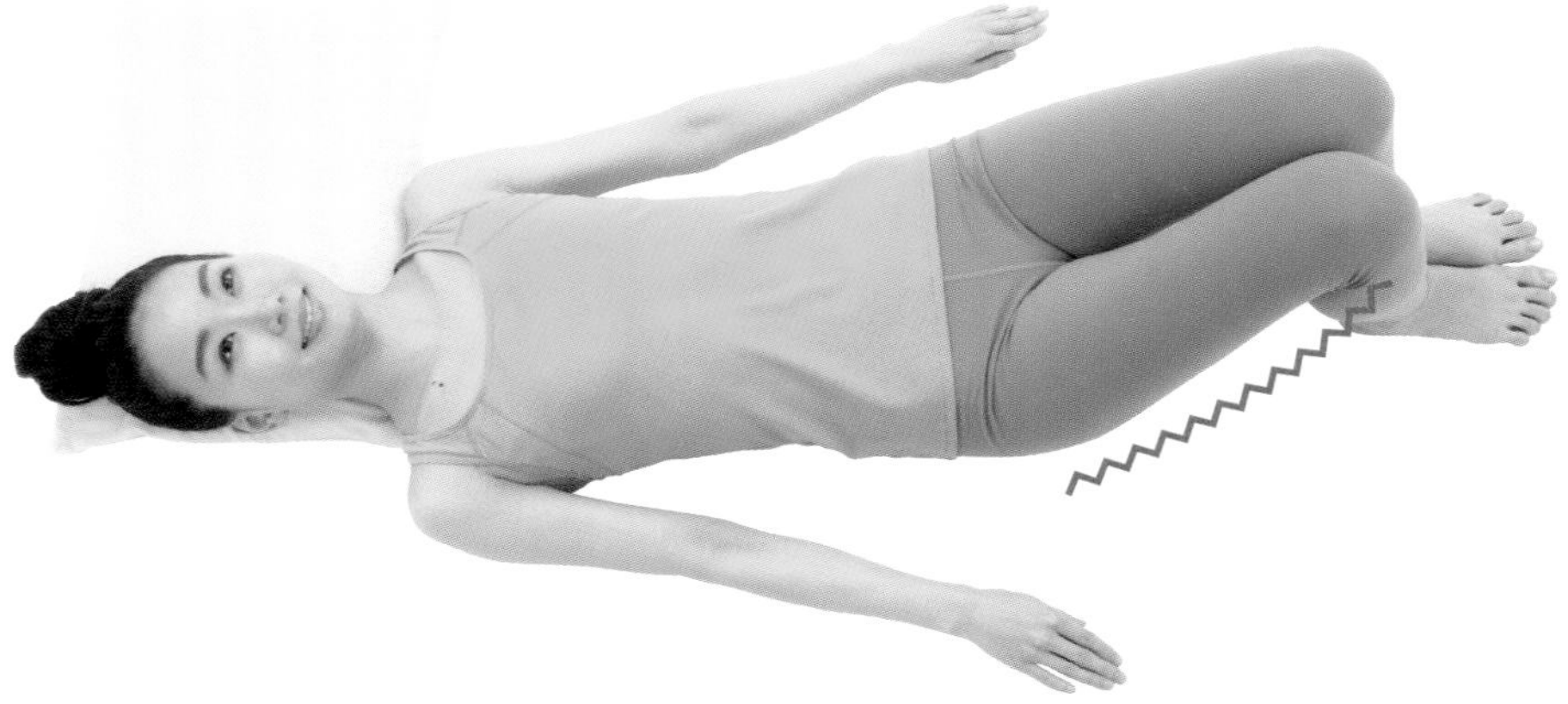

横から見ると

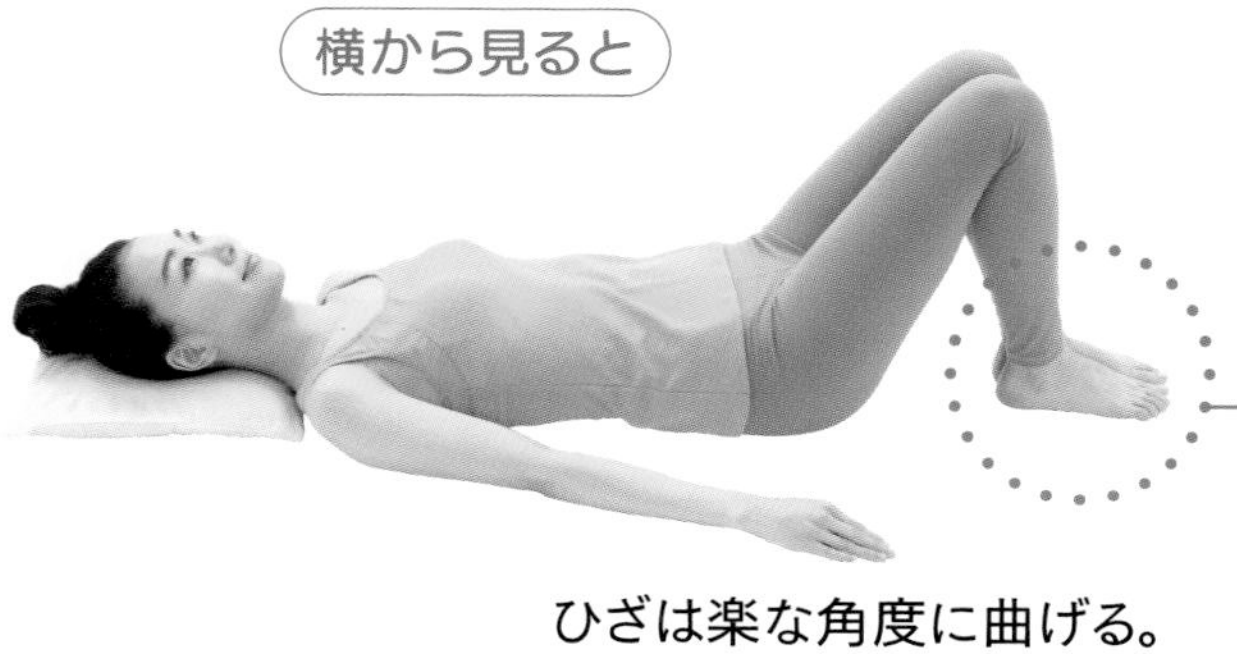

ひざは楽な角度に曲げる。

POINT
両足の足の裏を床につけ、下半身がぶれないよう固定する

memo

- 1回2〜3分
- 1日2〜3回行なう

## 2 上半身だけを片側に曲げる

骨盤と下半身は固定した状態で、上半身を痛みがある側と反対側に曲げる。腰の伸びを感じながら2〜3分キープ。

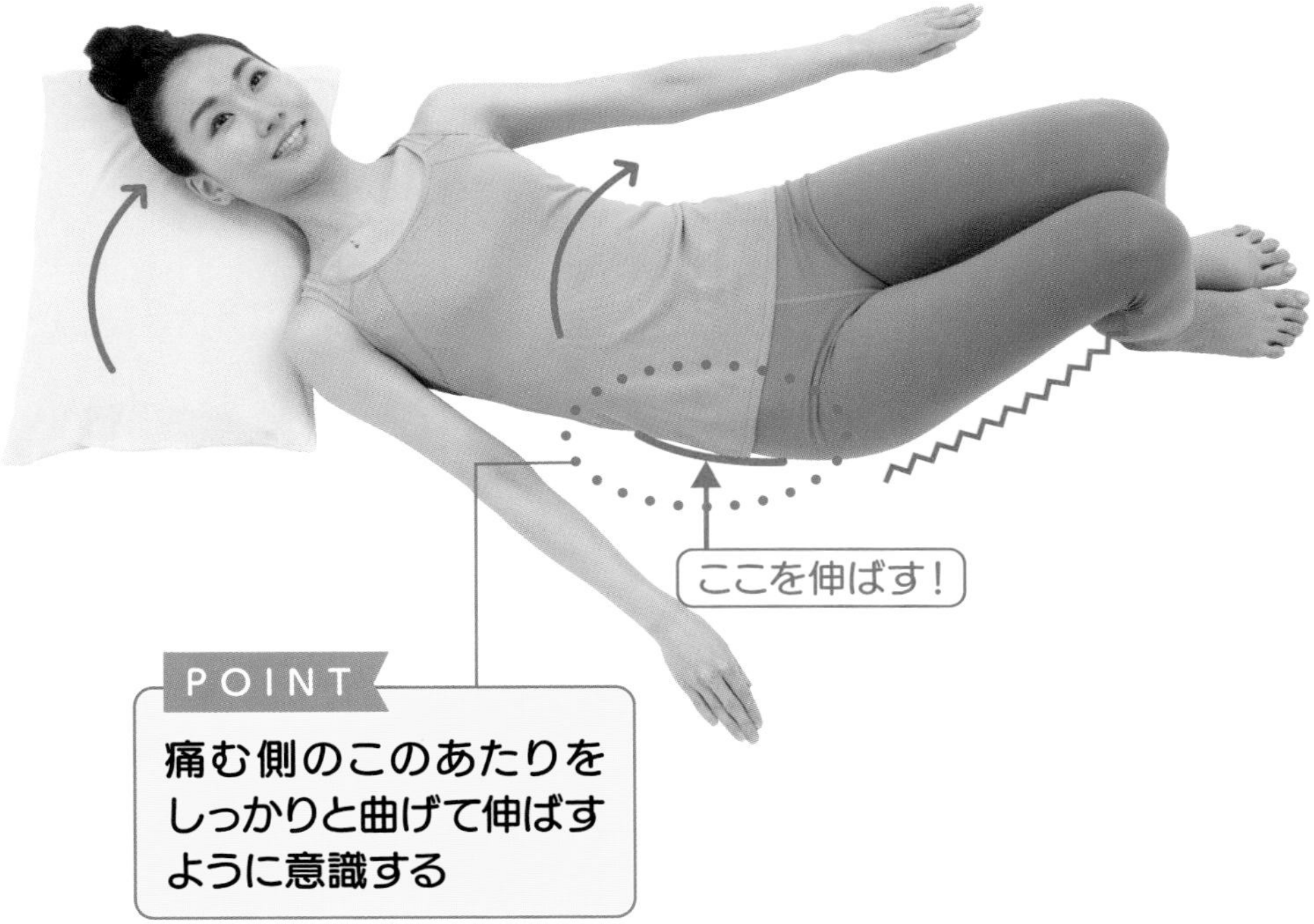


POINT

痛む側のこのあたりをしっかりと曲げて伸ばすように意識する

POINT

- 横曲げ体操をすることで、狭窄がある側の椎間孔を広げ、神経の回復をはかることができる
- 「横曲げ体操」は片側神経根型の人以外は行なわない

超簡単ストレッチ

かたくなった背中を伸ばす

# 背中伸ばし体操

脊柱管狭窄症の人のなかには、背中がまるまってかたくなっている人がいます。その場合、腰の体操とあわせてここで紹介する背骨全体の動きをよくする体操を行なうと効果的です。AとBで楽なほうを行ないましょう。

パターンA

## イスに座って背中を伸ばす

### テーブルに腕を置いて背中を伸ばす

イスに腰かけて、テーブルにひじから先の両腕をついて背中を伸ばす。この状態を1分間キープする。

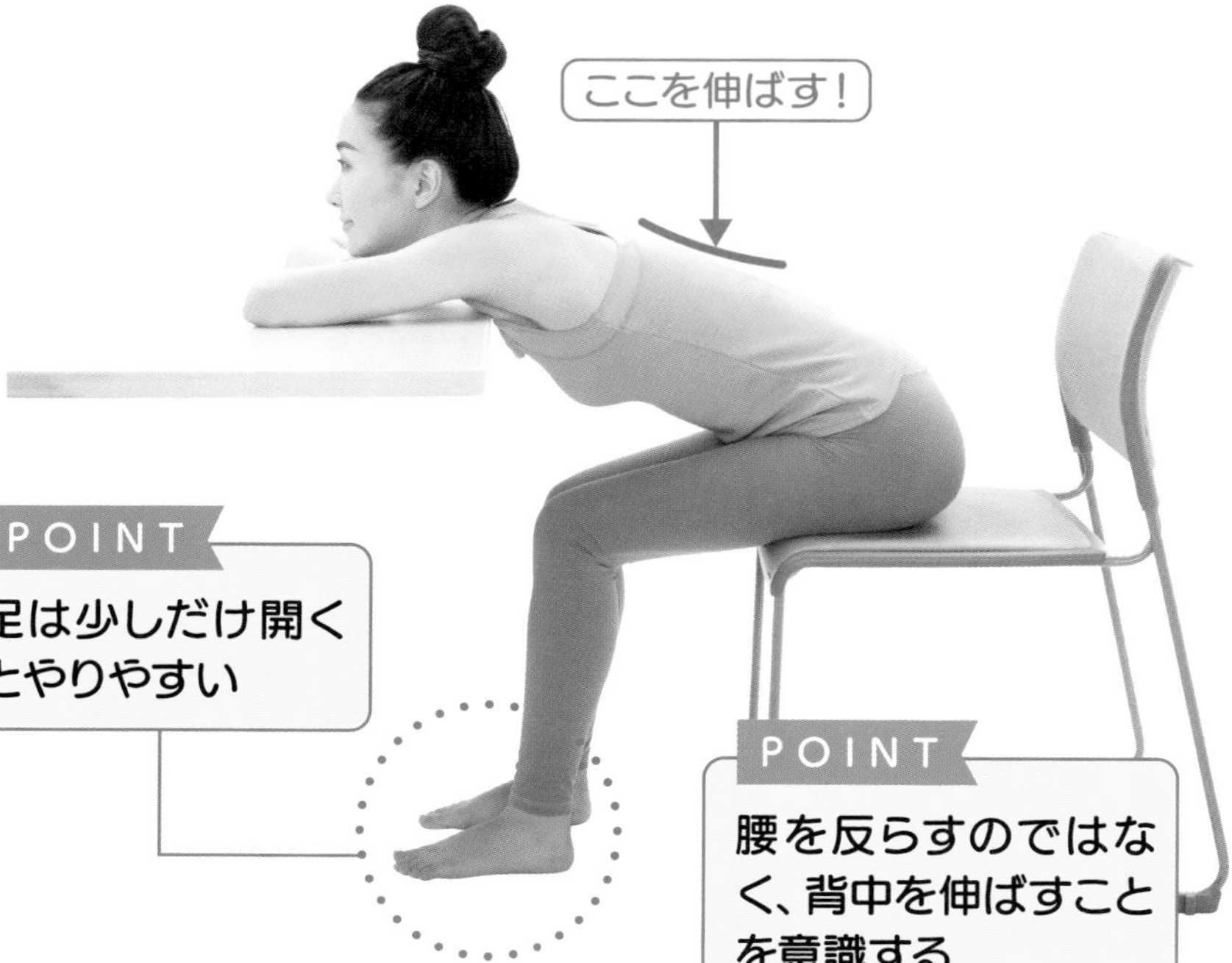


POINT
足は少しだけ開くとやりやすい

POINT
腰を反らすのではなく、背中を伸ばすことを意識する

に血液が集まります。ツボ押しによって血流が促されることで、本来消化に必要な血液が充分に行き渡らなくなるのでよくありません。そのほかNGの時間帯はありませんが、**入浴中や入浴後、あるいは外出から帰ってきたタイミングなど、全身の血流がよいときが、とくにおすすめです。**

それぞれのツボの位置は、L4、L5、S1の3つのタイプのツボ押しを紹介するページで詳しく説明しますが、あまり神経質になりすぎずに、実際に周辺を押してみながら、自分の「痛《いた》気持ちいい」感覚を大事にしながら試してみてください。

## ◎ ツボの押しかた

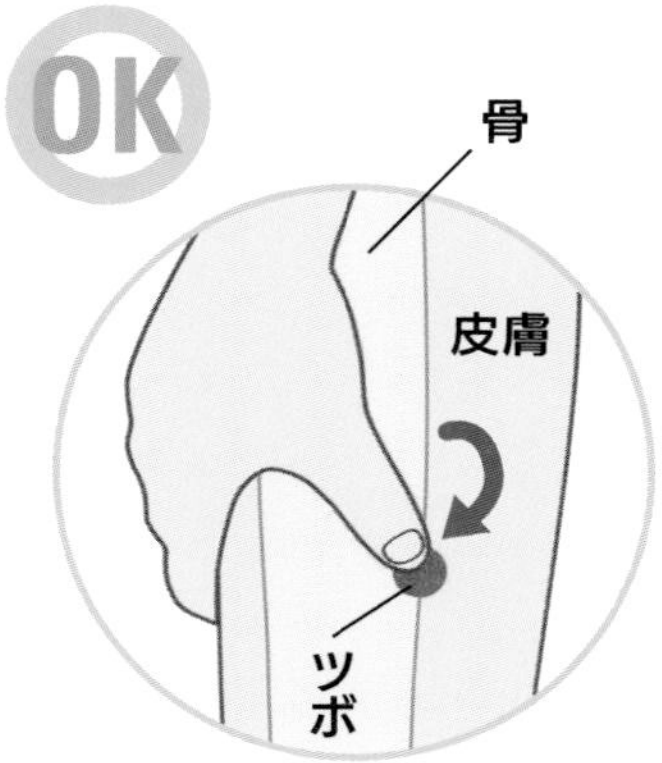


ツボは骨や靭帯などのかたい組織の縁にあるので、かたい組織の内側に指を潜り込ませるように押し、ツボの位置を探していく。正しくツボにあたるとツーンとした「痛気持ちいい」感覚が走る。

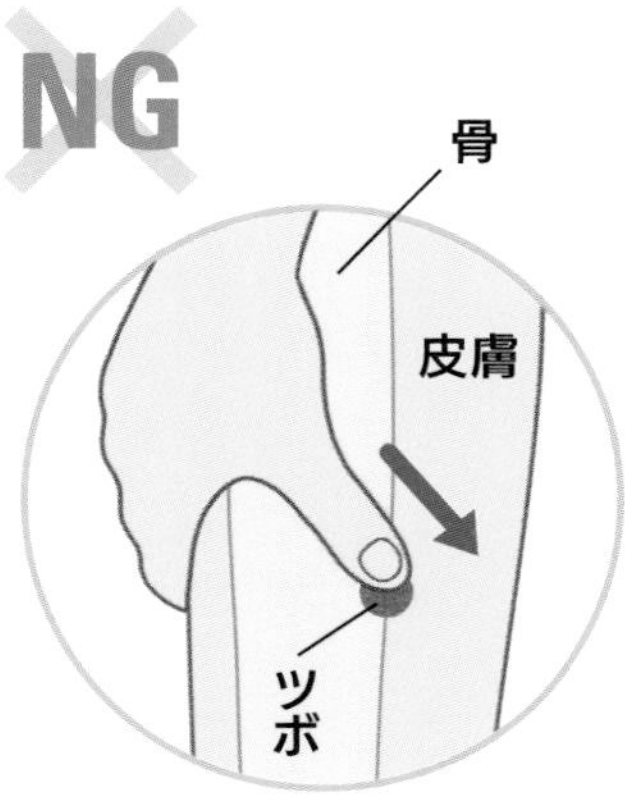


指で押す力が骨の縁からそれている。

## L4タイプのツボ押し

L4の神経根が知覚を支配する場所と重なる経脈は、「足の太陰脾経《たいいんひけい》」です。足の太陰脾経は、足先→すね→太ももの方向で、体の内側を上行します（**詳細は左図を参照**）。

L4タイプのツボ押しでは、足の太陰脾経のライン上のツボから5つ、公孫《こうそん》、漏谷《ろうこく》、陰《いん》陵泉《りょうせん》、血海《けっかい》、箕門《きもん》をセレクトしています。**ツボ押しは、足の太陰脾経の流れに沿って、体の下から上へ向かって順に行ないます。**

5つのツボはいずれも鍼灸の治療でよく使われるツボですが、公孫はとくに幅広い症状に有効とされる万能のツボです。

また、血海は血行不良に対してよく用いられるツボで、陰陵泉と漏谷はL4タイプでしびれが出やすい場所にあたります。

座った姿勢だとツボを押しやすく、❶公孫～❺箕門は足から太ももの内側にあるので、ツボ押しをするほうの足の内側を上に向けて行ないます。なお、❹血海と❺箕門はひざとの位置関係を確認するため、ひざを伸ばして足を前方に出した姿勢で押してもよいでしょう。5か所いずれも、ツボを押す側と同じ側の手指を使って圧をかけるとやりやすいです。

## ⊙ L4タイプに効く5つのツボ〈右足〉

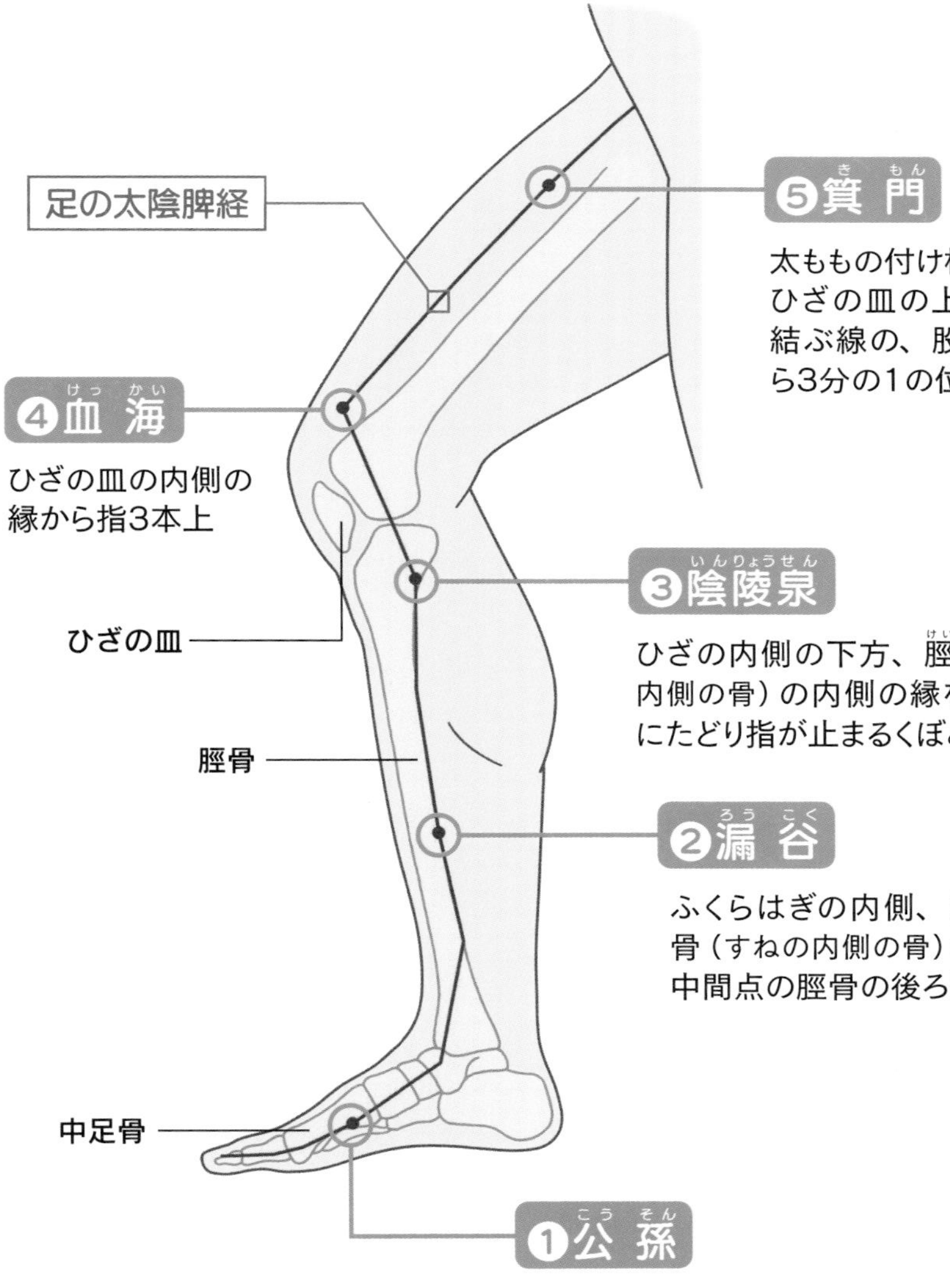


⑤箕門：太ももの付け根の内側とひざの皿の上縁内側を結ぶ線の、股関節側から3分の1の位置

④血海：ひざの皿の内側の縁から指3本上

③陰陵泉：ひざの内側の下方、脛骨《けいこつ》（すねの内側の骨）の内側の縁を下から上にたどり指が止まるくぼみ部分

②漏谷：ふくらはぎの内側、脛骨（すねの内側の骨）の中間点の脛骨の後ろ縁

①公孫：足の甲と足の裏の境にあり、足の親指側の中足骨の内側のくぼみ部分

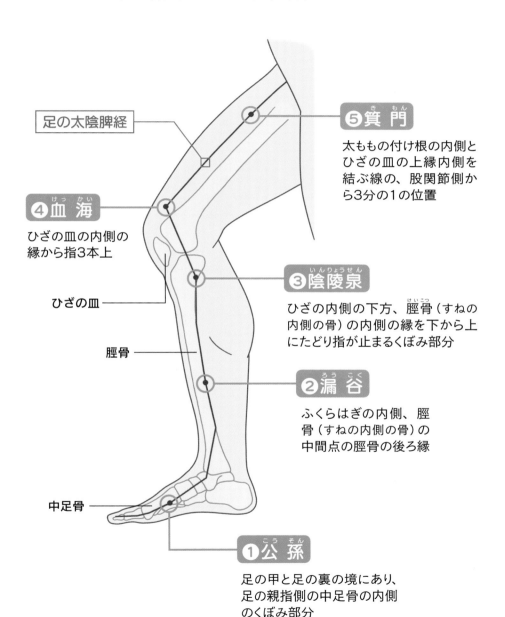

第4腰神経の神経根型のセルフケア

1セット たった30秒！

# L4タイプのツボ押し

● 各ツボを1〜2秒押す×連続3回を1セットとし、1日に2〜3セット

## 1 公孫《こうそん》を押す

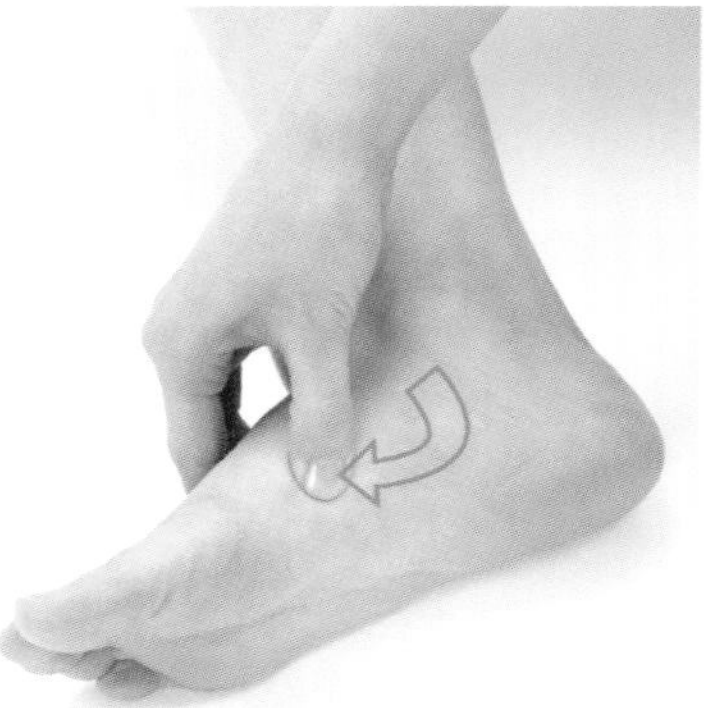

足の親指側の中足骨の下縁を、親指で、骨と筋肉の間に差しこむように押しこむ。

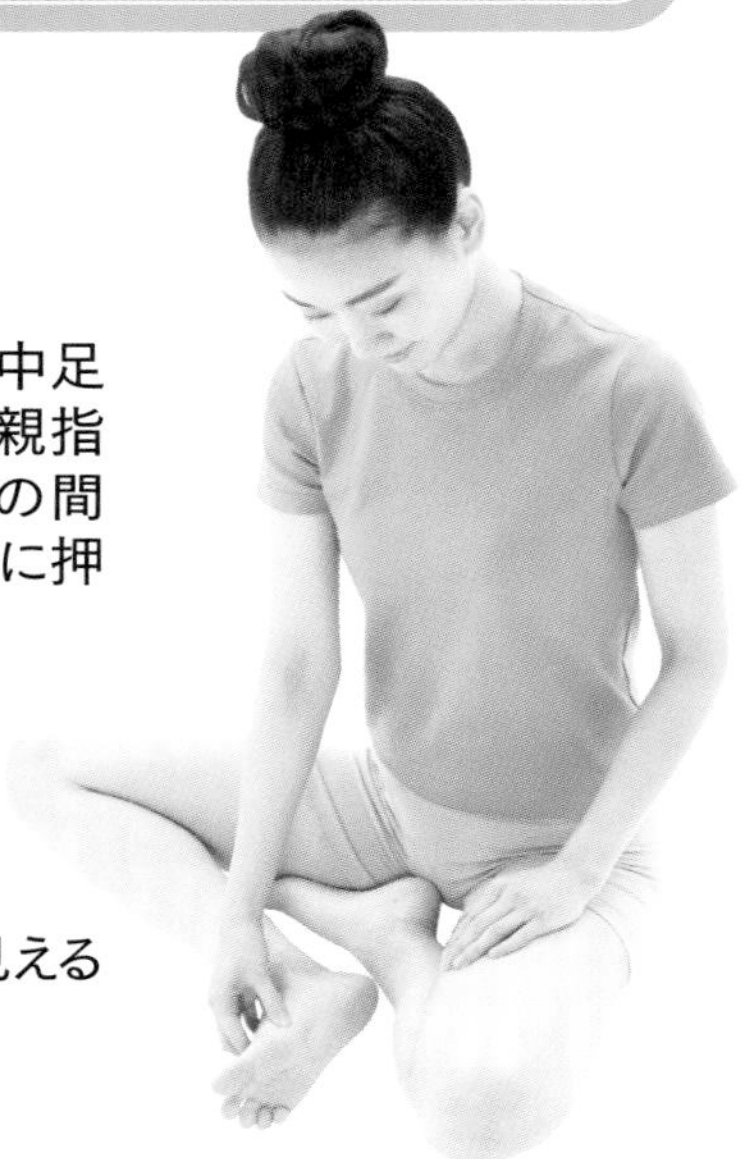

足の内側が見えるように座る。

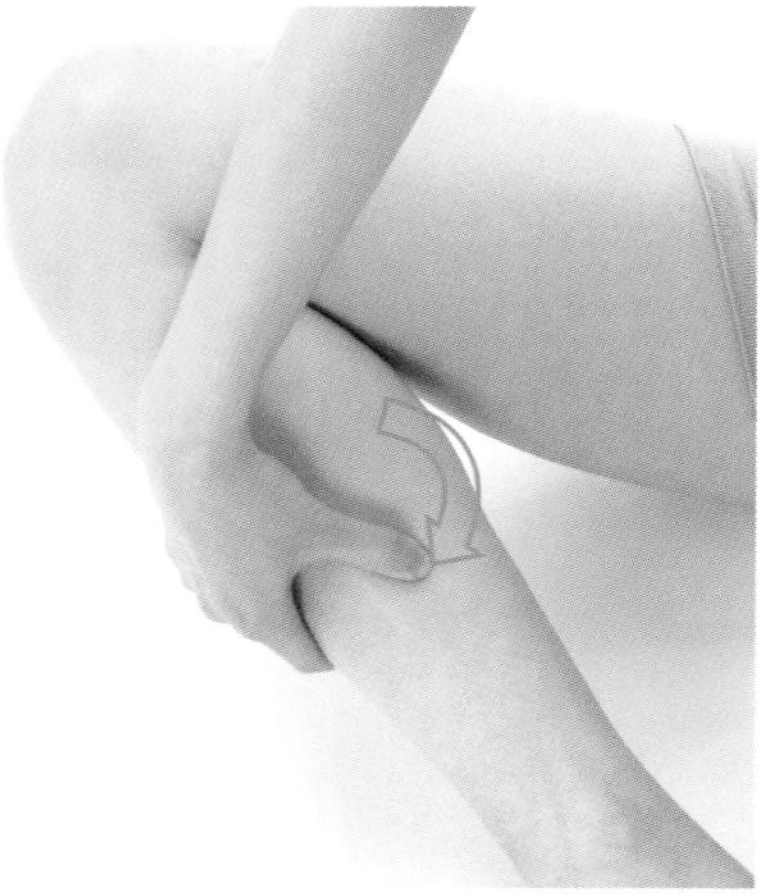

親指を立てて、骨と筋肉の間に差しこむように押しこむ。

## 2 漏谷《ろうこく》を押す

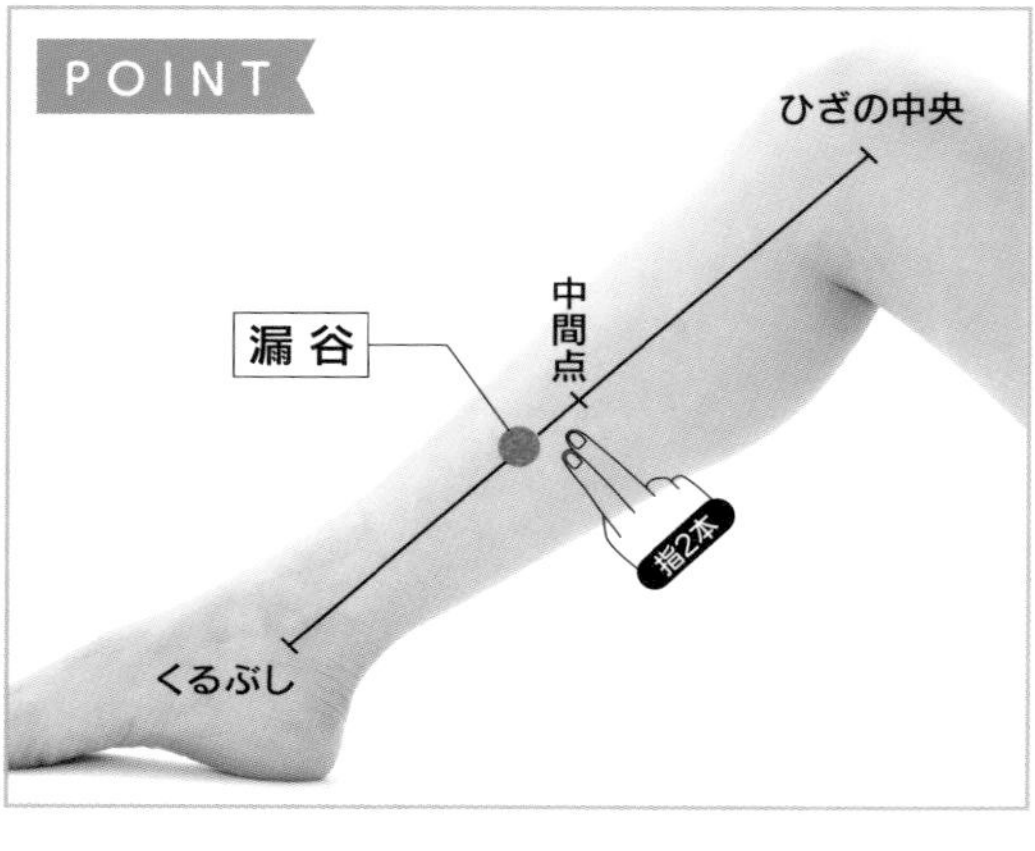

## 3 膝陽関《ひざようかん》を押す

風市の位置から靱帯の後縁に沿ってひざ方向へたどり、ひざのくぼんだところ。親指でくぼみを上方向に押し上げる。

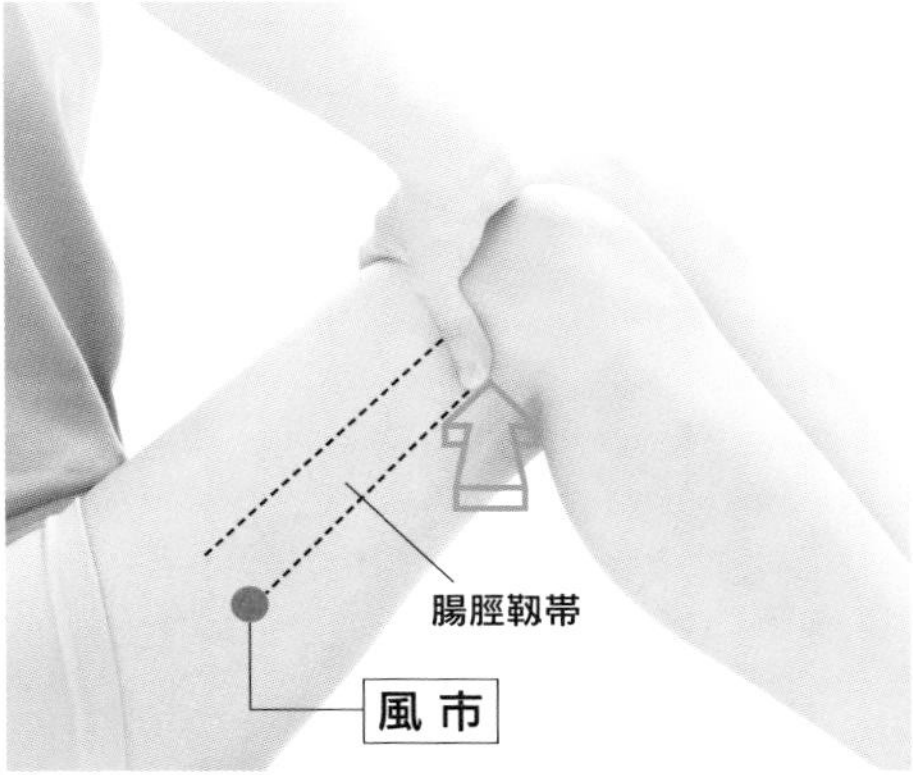


## 4 光明《こうめい》を押す

すねの外側の腓骨の前方の縁を親指で、骨に向かって押しこむ。

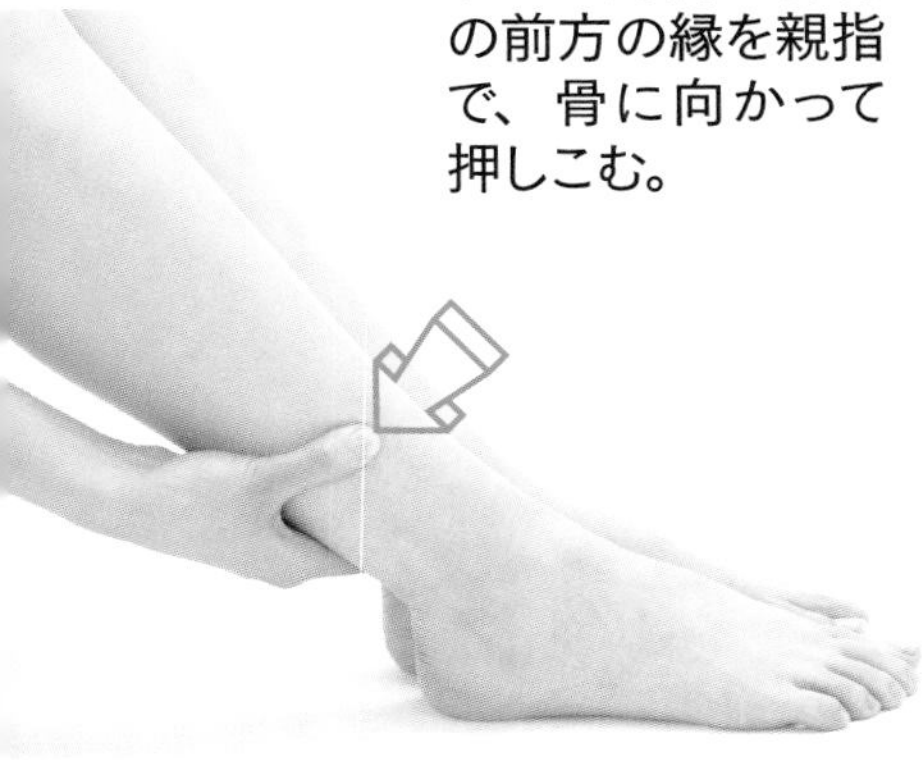

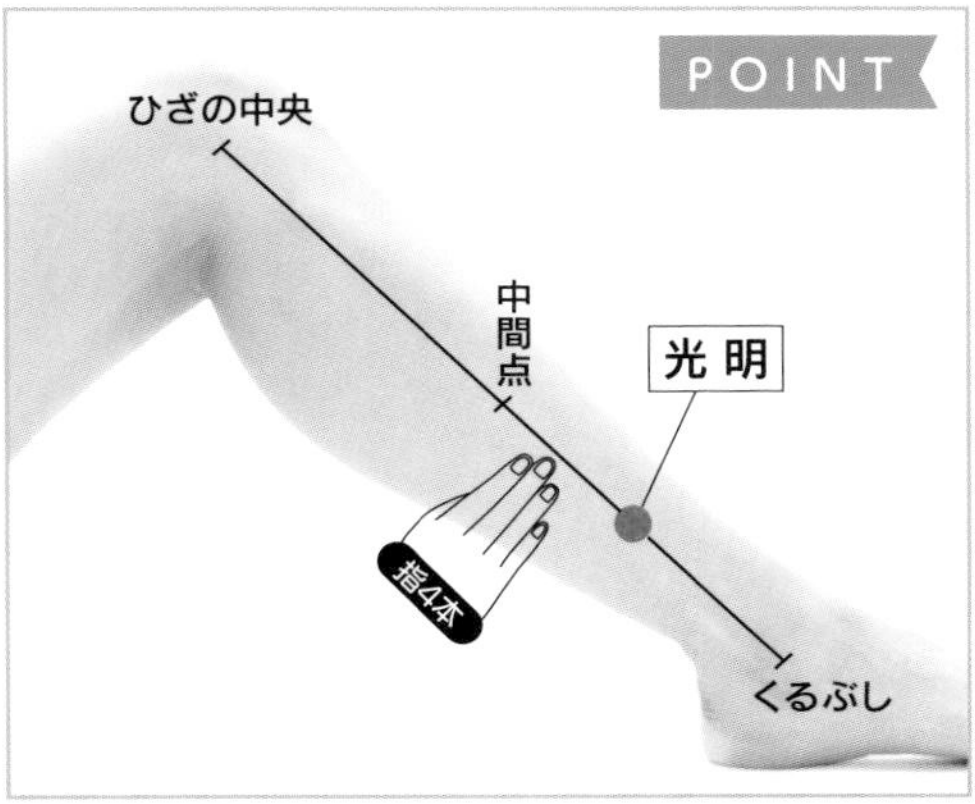


## 5 上行間《かみこうかん》を押す

足の親指と人差し指の水かき部分の中間点を親指で、かかと方向に押しこむ。

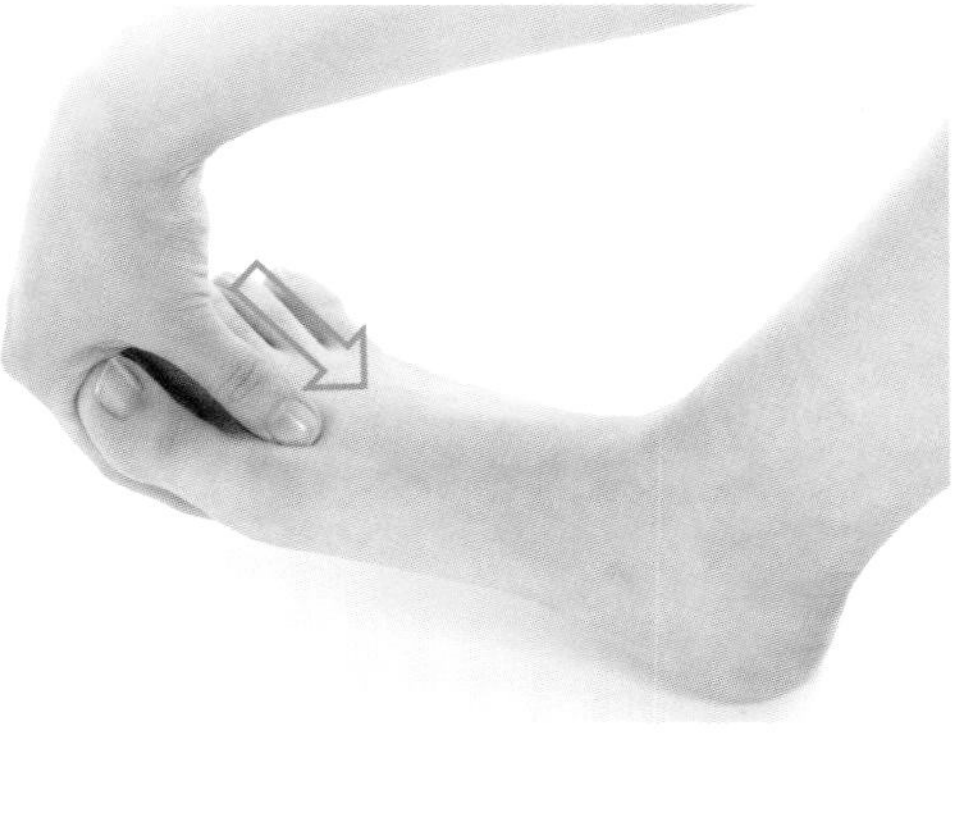

## S1タイプのツボ押し

S1の神経根が知覚を支配する場所と重なる経脈は、「足の太陽膀胱経《たいようぼうこうけい》」です。足の太陽膀胱経は、太もも→ふくらはぎの方向で体の裏側を走っています**（詳細は左図を参照）**。

S1タイプのツボ押しでは、足の太陽膀胱経のライン上のツボから5つ、殷門《いんもん》、浮郄《ふげき》、合陽《ごうよう》、飛揚《ひよう》、金門《きんもん》をセレクトしています。**ツボ押しは、足の太陽膀胱経の流れに沿って、上から下へ向かって順に行ないます。**

5つのツボのうち、殷門は坐骨神経痛の治療に用いられるツボで、解剖学的にも坐骨神経の走行上にあり、脊柱管狭窄症にも有効だと考えられます。また、浮郄は歩行に問題がある人に圧痛が出やすい場所。圧痛とは、指圧などの刺激に対して感じる痛みのことです。

5つのツボは、座ってひざを立てた姿勢だと押しやすいです。❶殷門、❷浮郄は太ももの裏側にあり、ツボの位置を目視できませんが、太ももを包むように両手の中指を使って押しましょう。

❸合陽は両手の親指でふくらはぎを包むように押しこみます。ふくらはぎ上の❹飛揚と足の小指側にある❺金門は、ツボを押す側の親指を使うとよいでしょう。

## ⊙ S1タイプに効く5つのツボ〈右足〉

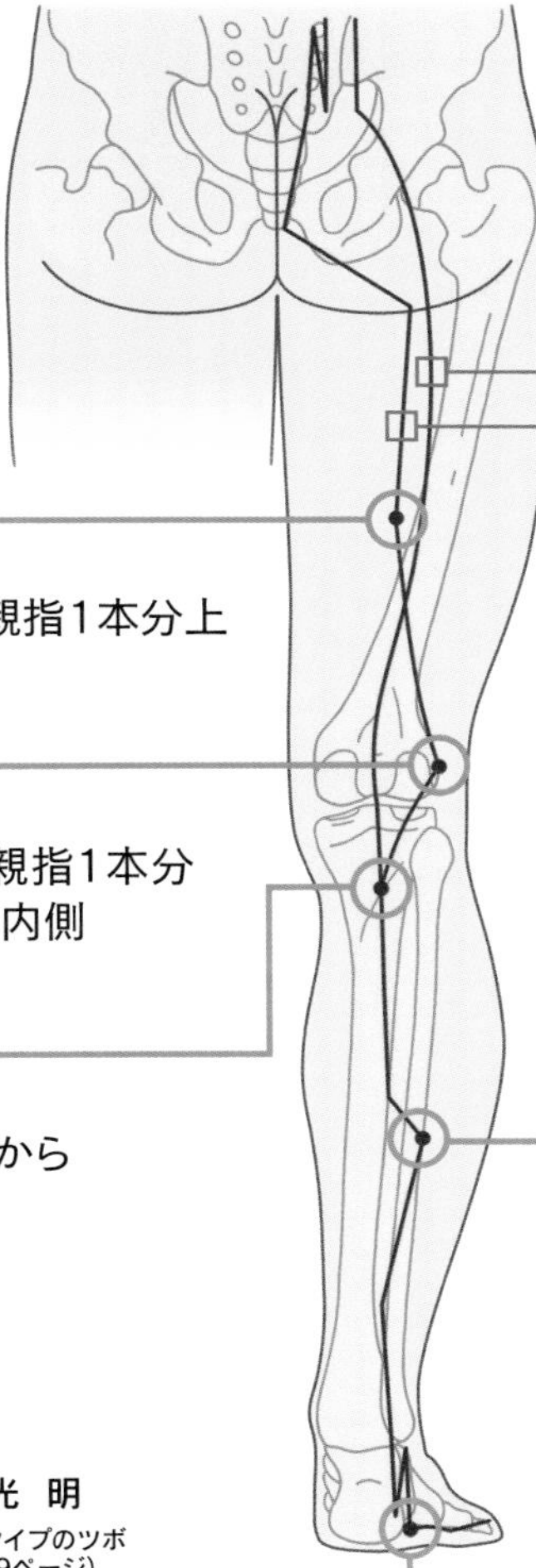


**①殷門《いんもん》**

太もも裏の中央から親指1本分上

**②浮郄《ふげき》**

ひざ裏の横シワから親指1本分上。大腿二頭筋腱の内側

**③合陽《ごうよう》**

ひざ裏の横シワ中央から指3本分下

**④飛揚《ひよう》**

ふくらはぎの中央の少し外側。腓腹筋《ひふくきん》の外側のふくらみの下方、筋腱移行部（筋肉の端で腱に変わるところ）

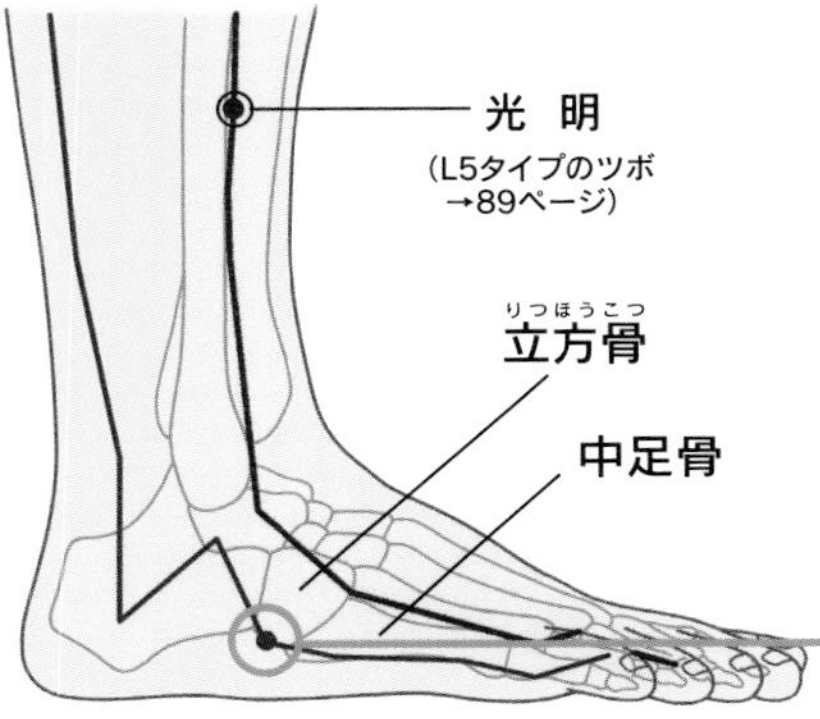


**⑤金門《きんもん》**

足の小指の中足骨の後方、立方骨の下方のくぼみ部分

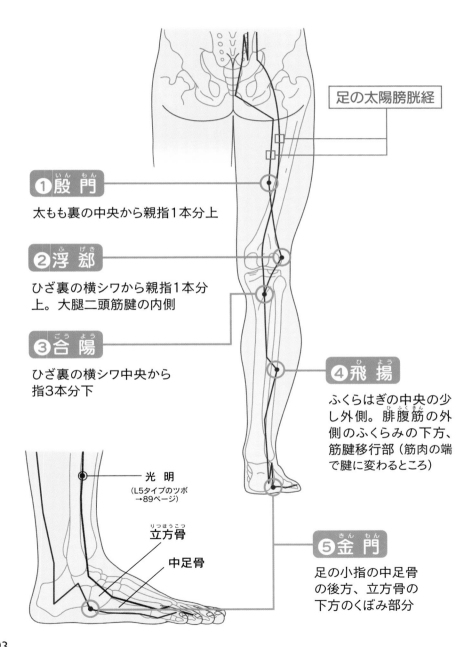

第1仙骨神経の神経根型のセルフケア

1セット たった30秒！

# S1タイプのツボ押し

●各ツボを1～2秒押す×連続3回を1セットとし、1日に2～3セット

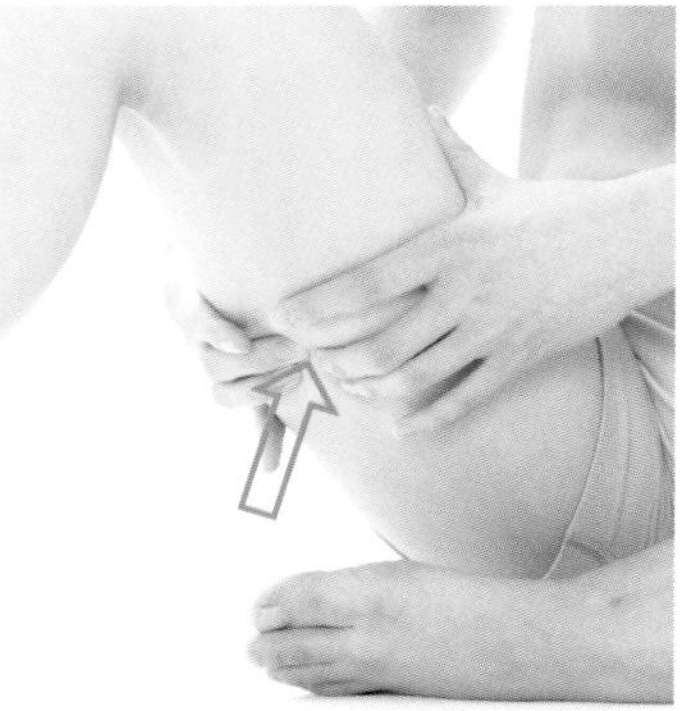

## 1 殿門《いんもん》を押す

太もも裏の中間点から親指1本分上。両手の中指で太ももの中心に向かって押しこむ。

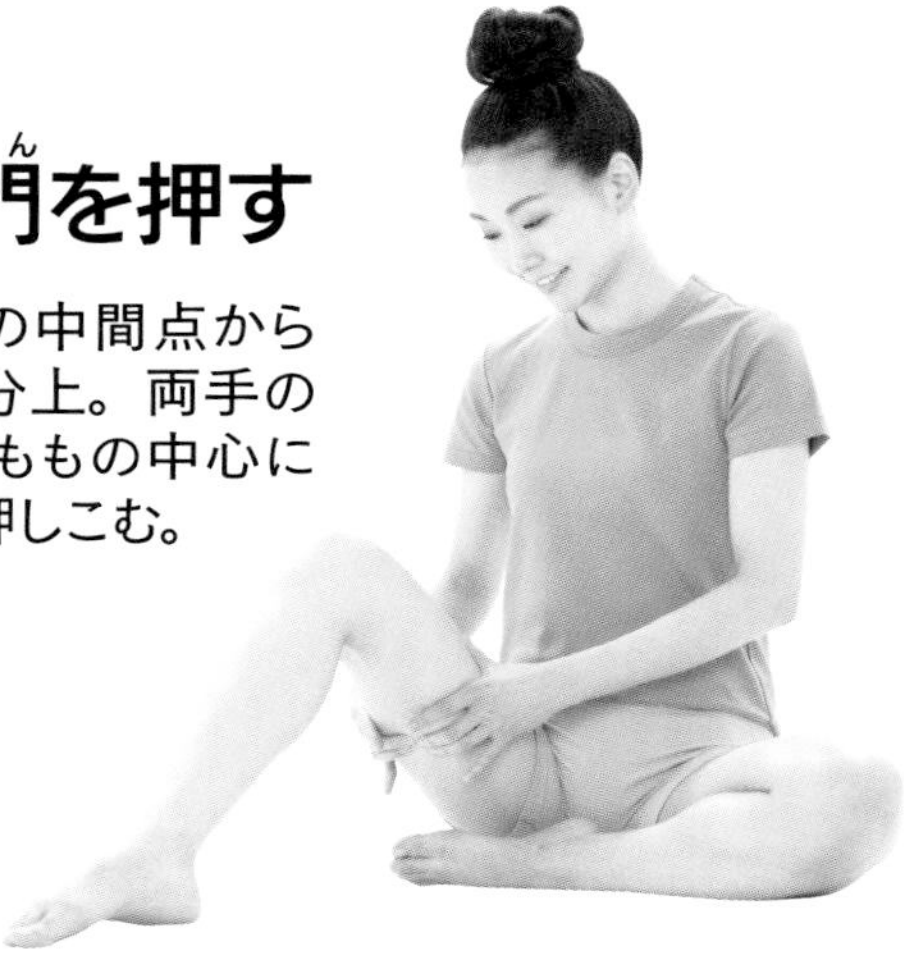

座ってひざを立て、足を体に引きつける。

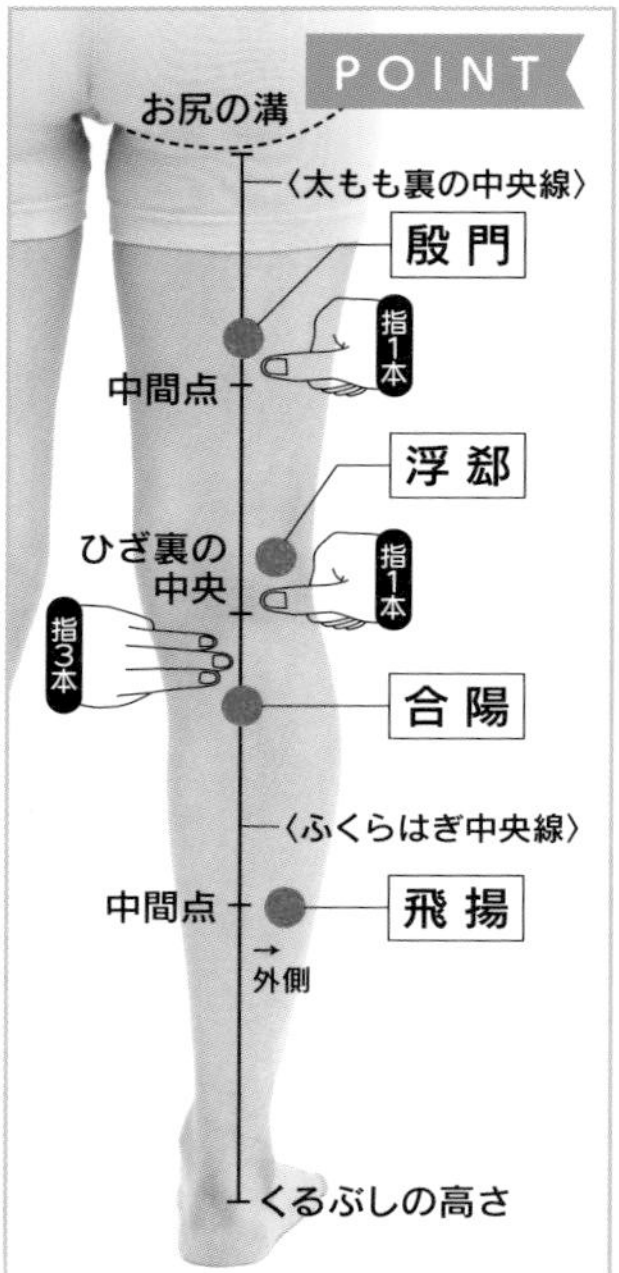


## 2 浮郄《ふげき》を押す

ツボを押す側の手の中指と薬指で、ひざの外側に向かって押しこむ。

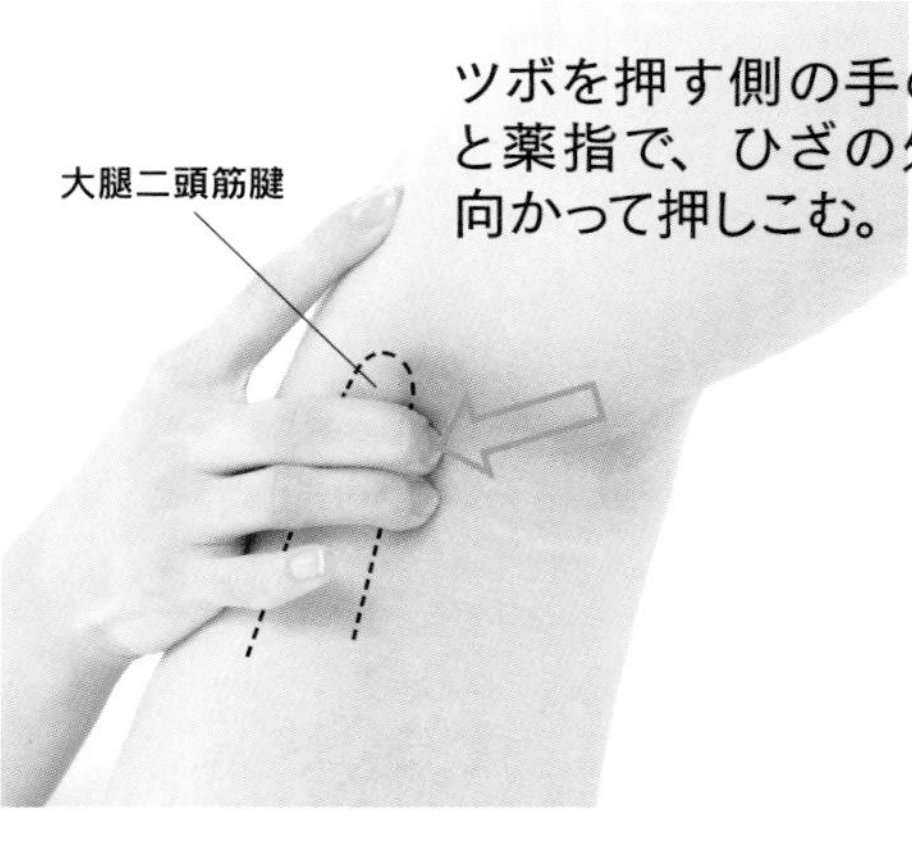

家事の途中にもこまめに休憩を！

朝食

午前中に簡単体操やツボ押しを！

いくら保存療法やセルフケアに前向きに取り組んでも、根本的な改善は難しいでしょう。つまり、脊柱管狭窄症を治すためには、24時間どんなときでも、できるだけ痛みやしびれを出さない生活を送ることが重要なのです。

そこで、この章では上記の図のように一日の生活の流れを想定しながら、次の3つのパートに分けて、さまざまな行動において腰や神経にかかる負担を避ける方法を紹介していきます。

**❶朝から昼の過ごしかたマニュアル**
**❷昼から夜の過ごしかたマニュアル**
**❸眠りかたマニュアル**

たとえば、楽な立ちかた、楽な歩きかた、楽な寝姿勢——**いずれをとっても、健康な人と脊柱管狭窄症の人とでは大きく異なります。**一つ

昼

昼から夜の過ごしかたマニュアル
↓113ページ～

昼食

外出

◎杖のつきかた↓113ページ

◎外出の際の工夫
↓115ページ
・痛みを出さない工夫
・カバンなどの工夫

外出中も「腰まるめ休憩ポーズ」（118ページ）などこまめに休憩を！

◎筋力を維持する運動↓120ページ
※自宅で簡単にできる運動も紹介

ひとつ実践しながら、神経を傷めない術を覚えていきましょう。

また、脊柱管狭窄症になると、家事や外出など生活に欠かせない行動にも難儀しがちです。けれども、これらも工夫次第で苦痛を回避できるので、ぜひ試してみてください。

そのほか、図内には体操やツボ押しを行なうおすすめのタイミングを赤字で示しています。セルフケアは日々続けることが肝要なので、自身の生活サイクルに合わせて習慣化するうえで参考にしてください。

## 「がまん」や「がんばり」は禁物

患者さんのなかには、「痛みやしびれがある

帰宅

! 帰宅後はツボ押しがおすすめ！

夜

◎入浴の際の工夫→124ページ

! 入浴中・入浴後は簡単体操・ツボ押しのおすすめ時間帯！

夕食

眠りかたマニュアル
→125ページ〜

! 寝ながらできる簡単体操を！

・寝かた→125ページ
・寝返りのしかた→129ページ
・寝具の選びかた→131ページ

就寝

けれど、なんとか歩けるから、がんばって歩いています」「立ちっぱなしで台所仕事をしていると足に痛みやしびれが出るけれど、仕方なくそのまま料理をつくっています」などと話す人もいます。しかしながら、**症状が出ているときは、姿勢や動作を変えなければなりません。**なぜなら、神経へダメージを与えていることには、間違いないからです。厳しい言いかたですが、これでは傷んだ神経をいじめて悪化の原因を自らつくっているようなものです。

脊柱管狭窄症を治すためには、一般的に美徳とされる「がまん」や「がんばり」はNGです。痛みやしびれは症状を悪化させるだけでなく、精神的なストレスにもつながります。徹底して「避ける」ことこそが賢明な選択なのです。

# 朝から昼の過ごしかたマニュアル

朝、起床すると新しい一日が始まります。この項では、まず、生活の基本動作や家事の工夫を紹介していきます。

朝、床のなかで目覚めると、すでに足腰が痛かったり、しびれている場合は、寝具が体に合っていない可能性があります。131ページを参考に寝具を改めることをおすすめします。また、起き上がる前に、寝床のなかで簡単体操を行なうとよいでしょう。

## 起き上がりかた――背骨をまっすぐに保つ

脊柱管狭窄症の患者さんは、寝ている姿勢から不用意に起き上がると、痛みやしびれが出てしまうことがあります。とくに、気をつけてほしいのは、あお向けのまま起き上がらないこと。あお向けの状態からそのまま上半身を起こすと、腰に大きな負担がかかって傷

自分の使いやすい長さに調節してください。

杖は痛みやしびれのある側とは反対側の手で持ちます。左右ともに痛みやしびれがある場合は利き手で持ちましょう。持ち手はストラップに通して、人差し指と親指ではさむようににぎると安定します。**歩く際には、痛みのある足と杖が同時に出るようにつきましょう。**痛む足にかかる体重を杖で分散させることで、腰にかかる負担を軽減できます。

## 外出の際の工夫——よく休み、補助具も活用

### ◇細切れ歩き

１０５ページで述べたとおり、歩くときは小股で歩くのが基本です。大股で歩くと神経が引っ張られて痛みが出やすいからです。また、歩行時間にも注意が必要です。**歩行中に痛みが出る前に、こまめに休憩をとる「細切れ歩き」を習慣づけましょう。**たとえば、10分歩いて症状が出るなら、５分で休憩をとるようにするのです。

そして、**外出先でイスを見かけたら、痛みやしびれがなくてもひとまず休憩しましょう。**背もたれに寄りかかって、肩の力を抜いて、腰を若干まるめるような姿勢で座ります

## ◉ 外出の際の工夫

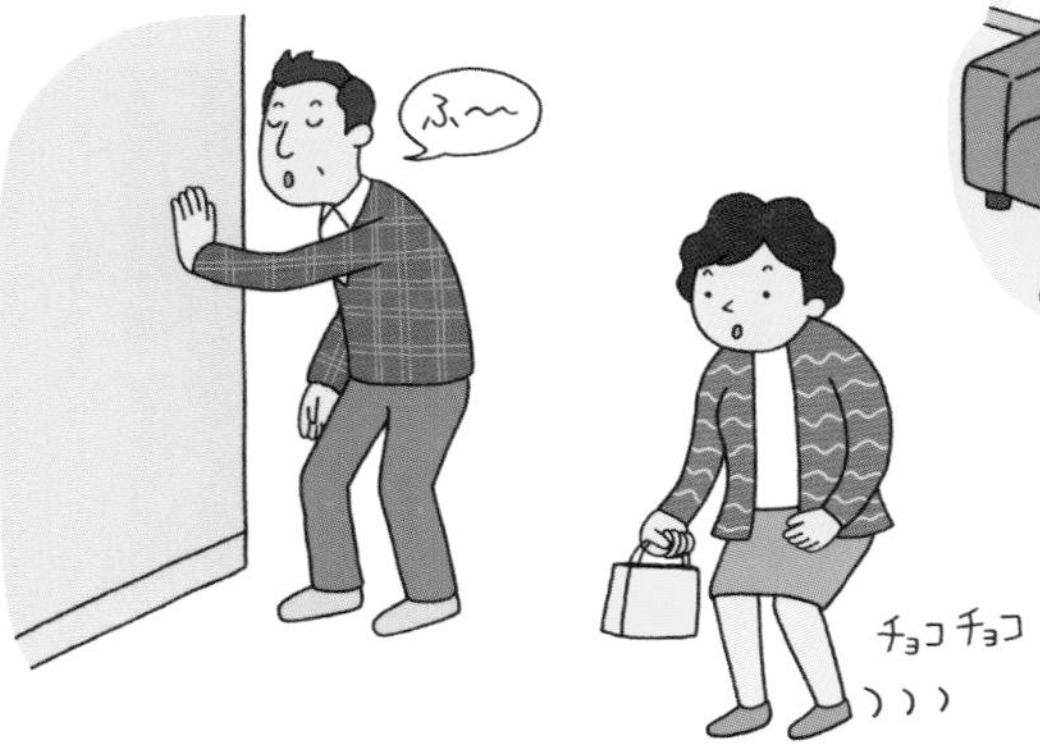


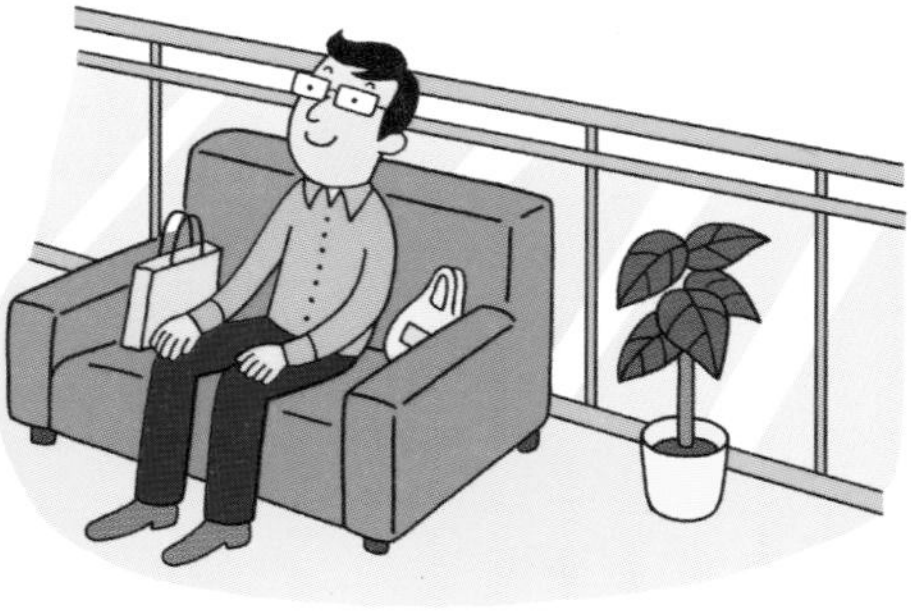

小股で歩いて、歩行中にもこまめに休憩を。イスがあったらひとまず休憩する。

（１０９ページの図参照）。イスがない場合は、壁にもたれたり、しゃがんだり、１１８ページで紹介する「腰まるめ休憩ポーズ」をとりましょう。

また、日ごろ、よく出かける場所では、イスがどこにあるかを把握しておくのがおすすめです。

たとえば、歩いてスーパーへ買い物に行くのなら、途中の公園のベンチに座って休み、スーパーに着いたらまずイスに座り、買い物が終わったら帰る前に休み、帰り道の公園のベンチでも休んで帰る、といったようにするとよいでしょう。買い物には多少時間がかかっても、脊柱管狭窄症の克服には「近道」です。

### ◇シルバーカートやキャリーバッグ

**外出時には、杖の使用をおすすめしていますが、そのほかシルバーカートを押して歩くのもよいでしょう。**歩いていて痛みやしびれが出たときに、イスとして座れるようなタイプ

## ◉ 脊柱管狭窄症の人におすすめのグッズ

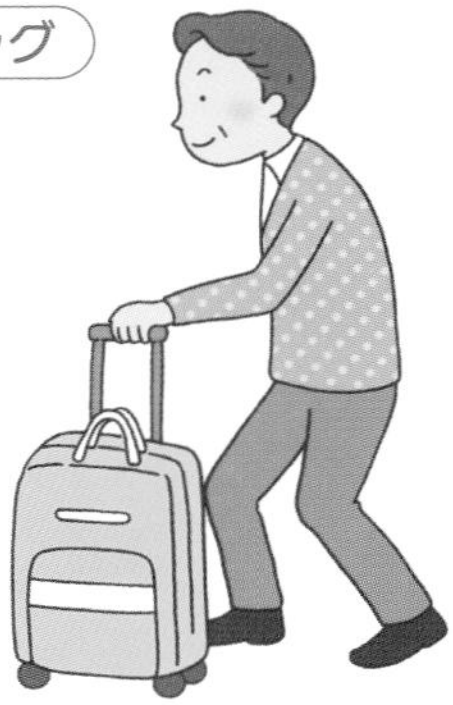


ハンドルにつかまって腰をまるめながら歩く。

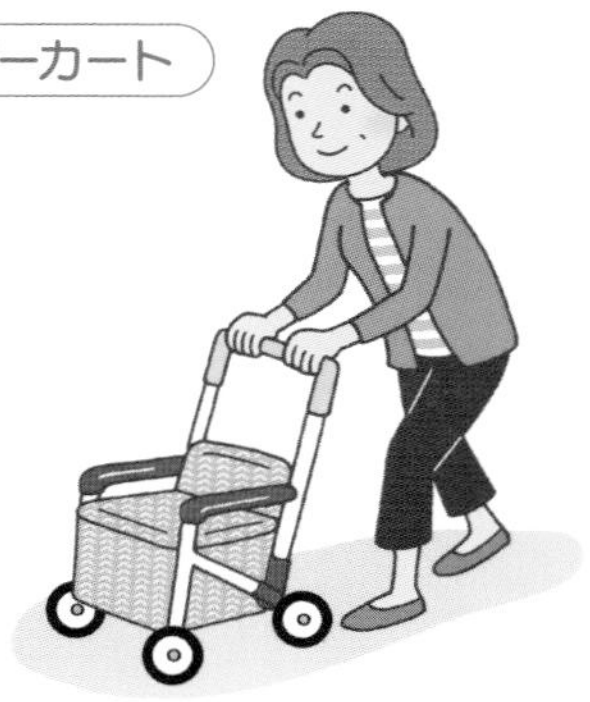


もありますから、脊柱管狭窄症の人にはおすすめのグッズといえます。

シルバーカートは、腰を曲げて立ったときに、楽な位置にハンドルがあるものを選びましょう。毎日使うものですから、扱いやすいものが理想です。

なかには、「杖やシルバーカートなんて、なんだか年寄りくさくていやだ」という人がいます。そういう人におすすめなのは、**車輪のついたキャリーバッグです。**あまり大きいサイズだと、邪魔になったり、重くて使いづらかったりするので、小型のものを選ぶとよいでしょう。手で押しながら歩けば、杖代わりにもなります。

**また、スーパーなどで買い物をする際には、必ずお店のカートを利用してください。**カートを利用することで腰をまるめながら歩くことができ、買い物が苦にならなくなるはずです。

外見を気にするあまり、ここで紹介したような便利グッズを避ける人は、治りも遅くなりがちです。賢く使いこなして痛みやしびれを回避できれば、ストレスなく外出をして気分をリフレッシュできますし、体力の低下が防げます。

## ◇腰まるめ休憩ポーズ

もっとも大切なことは、**足の痛みやしびれが出る前に「腰まるめ休憩ポーズ」をすることです。**痛みやしびれが出たり、強くなったりしたら、それは神経が悲鳴をあげているサイン。そうなる前に神経をいたわることが大切です。

もし、痛みやしびれが出たときは、それが軽減されるまで、次ページ上記で示した姿勢**「腰まるめ休憩ポーズ」を1分間ほどキープするとよいでしょう。**たとえば、街のなかで腰かけるイスがないといったときにも、役立つ方法です。

また、10分歩くと痛みやしびれが出てくる人は、その半分の5分くらい歩いたら休みましょう。座ったり、しゃがんだりするのがベストですが、代わりにこの「腰まるめ休憩ポーズ」を行なえば、脊柱管が広がり神経が早く回復します。

周りに人がいて、恥ずかしくてできないときは、壁や電柱などに手をあてて腰をまるめて前かがみの姿勢をとる、あるいは壁に寄りかかって立つのもいいと思います。それも恥ずかしいという人は、靴ひもを結び直すふりをしてしゃがんで休みましょう。

## ◉ 腰に負担をかけない寝かた

あお向け

ひざを立てて寝ると腰がまるまるので、立てたひざの下の隙間にクッションなどを入れるとよい。自然と腰がまるまるように高さを調節する。

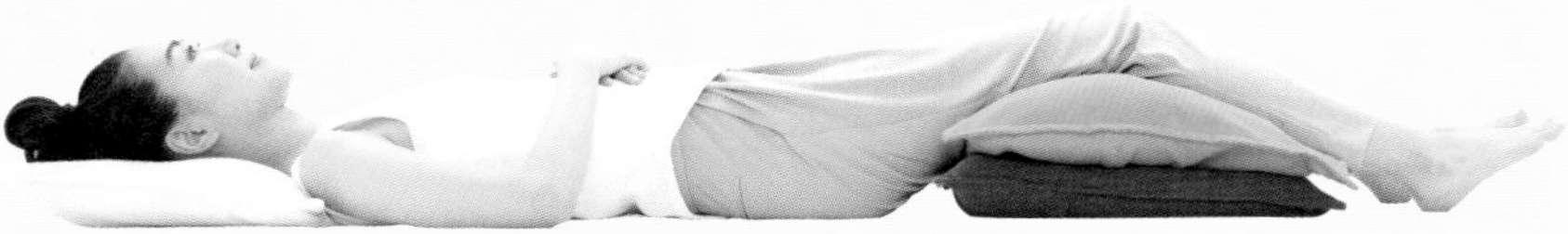

横 向 き

痛みやしびれなどの症状がある側の足を上にして寝る。神経が圧迫されないように、ウエストのくびれの部分の下にタオルを入れて、背骨のカーブをゆるやかにする。

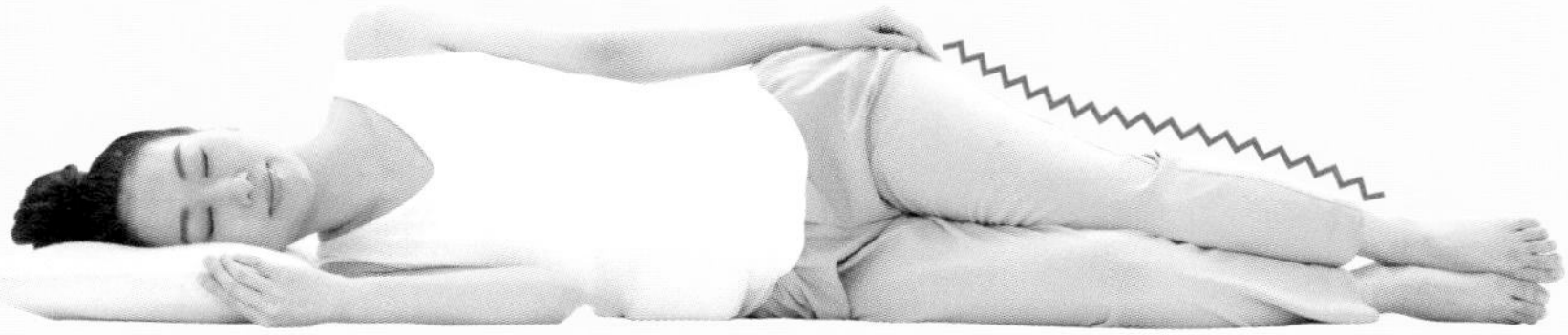

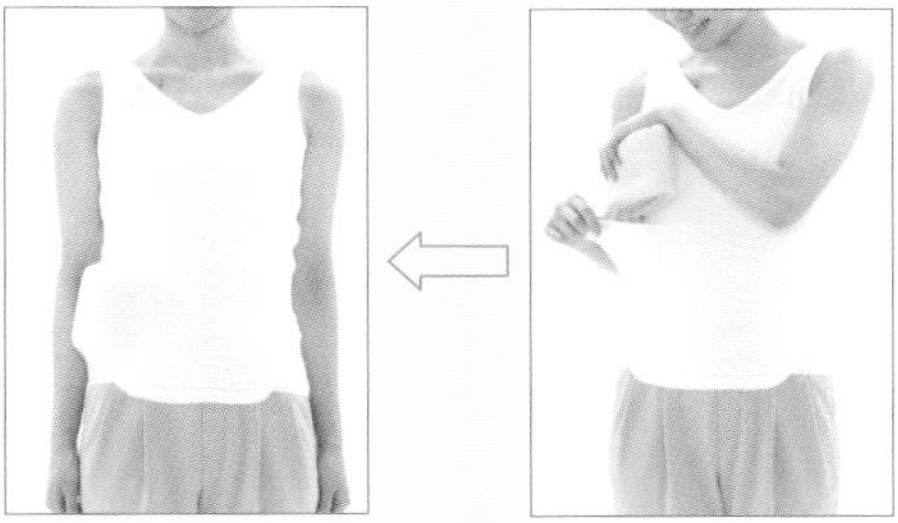

タオルを固定するため、腹巻きを使う。下にくる側のウエストのくびれ部分にタオルを入れる。寝がえりに備えて両側に入れてもOK。

お昼寝やひと休みのときは……

腹巻きを使わなくても、折りたたんだタオルをウエストのくびれ部分にあてる。

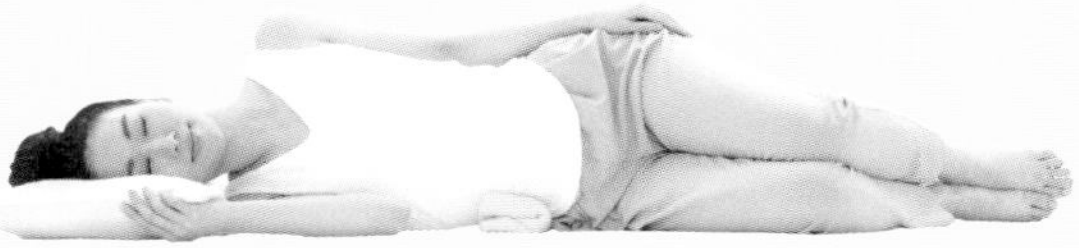

上にして寝ると、痛みやしびれが出にくいものです。

しかし、それでも痛みやしびれが出てしまうときは、**ウエストのくびれの部分に、折りたたんだタオルを敷くと、より楽に寝ることができます。**横向きに寝ると背骨が床のほうにカーブを描くため、そのカーブをゆるやかにするようにタオルで支えてあげるのです。最適なタオルの厚さは、自分がいちばん楽に感じる厚さと考えていいでしょう。体形によって人それぞれなので、自分の体形に合わせて、タオルの厚さをいろいろ試しながら調節してください。

しかし、折りたたんだままのタオルは、寝返りを打ったときなどにずれてしまうことがあります。それを防ぐために、**タオルをシーツの下に入れたり、腹巻きをしてタオルをウエストのくびれの部分にあてて固定したりする方法もあります。**

人間は1日24時間のうち、3分の1近くを睡眠に費やしていることになります。睡眠中に痛みやしびれが出るとしたら、それだけ長い時間にわたって神経をいじめていることになります。毎日長時間、神経をいじめ続けていたら、快方に向かうはずはありません。就寝時の姿勢は重要であると心得ておきましょう。

## 寝返りのしかた——体をねじらないように注意

寝返りを打つ動作を無意識にやってしまうと、痛みやしびれが出てしまう恐れがあり、脊柱管狭窄症の人にとっては、寝返り一つとっても不安がつきまといます。

では、寝返りを打つ動作で痛みを起こさないようにするには、どうすればよいのでしょうか。肝心なのは腰をねじらないこと。腰は、胸郭と骨盤の間に位置しているので、胸郭と骨盤がバラバラに動くと腰がねじれてしまいます。

たとえば、あお向けに寝ているのであれば、まずひざを立て、手を胸に置きます。ここまでが準備の段階です。そのあと、**ねじれを防ぐために腹筋に力を入れ、肩、胸、腰、足を一つのかたまりと思っていっしょに回し、ゆっくりと横向きになるのです。**横向きからあお向けになるときは、この逆のプロセスになります。

就寝時、ずっと同じ姿勢でいると、体の一定の部位に負担がかかり続けるため、痛みやしびれが出やすくなります。布団のなかで意識のあるときは、この方法で寝返りを打つようにしましょう。

## ⊙ 腰に負担をかけない寝返りのしかた

**1** ひざを立て、両手を胸の上に置き、
肩、胸、腰、足をコンパクトにまとめる。

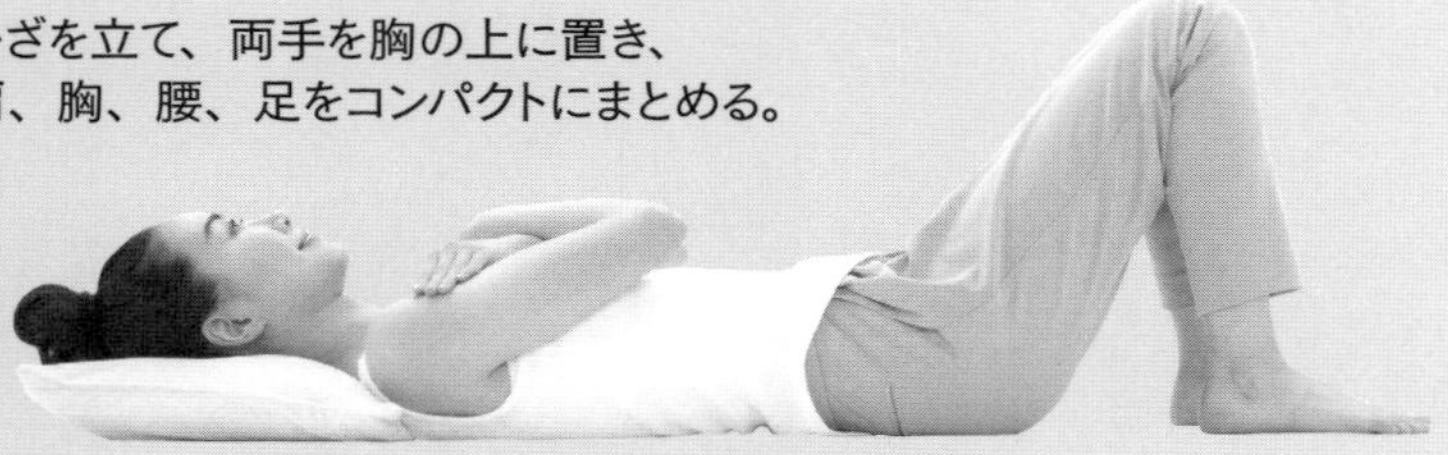

**2** 腰がねじれないよう、腹筋に力を入れて肩、胸、腰、足を
ひとかたまりにしていっしょに回す。板をひっくり返すようなイメージ。

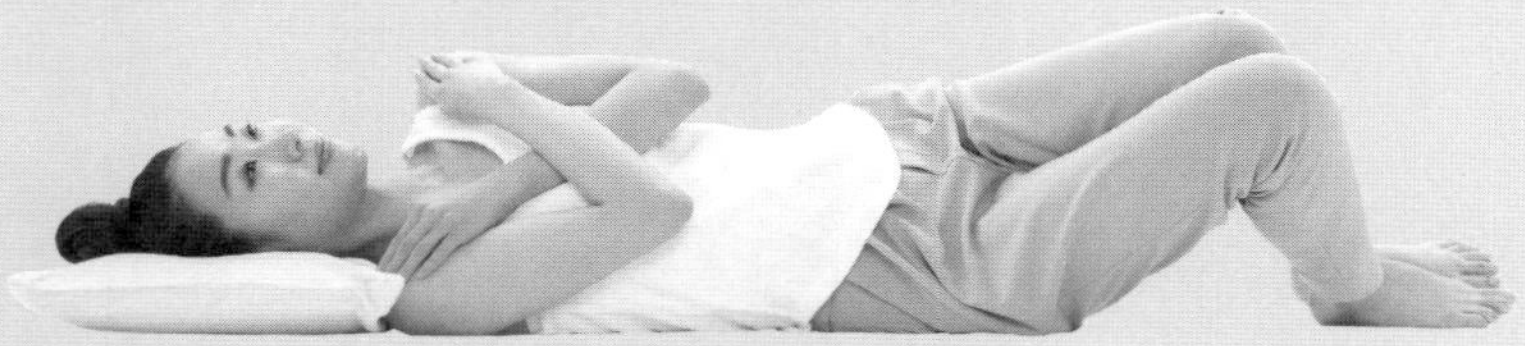

**3** **2**の姿勢をくずさずに、ゆっくりと横向きになる。
横向きからあお向けになる場合は、**1**～**3**の順序を逆に行なう。

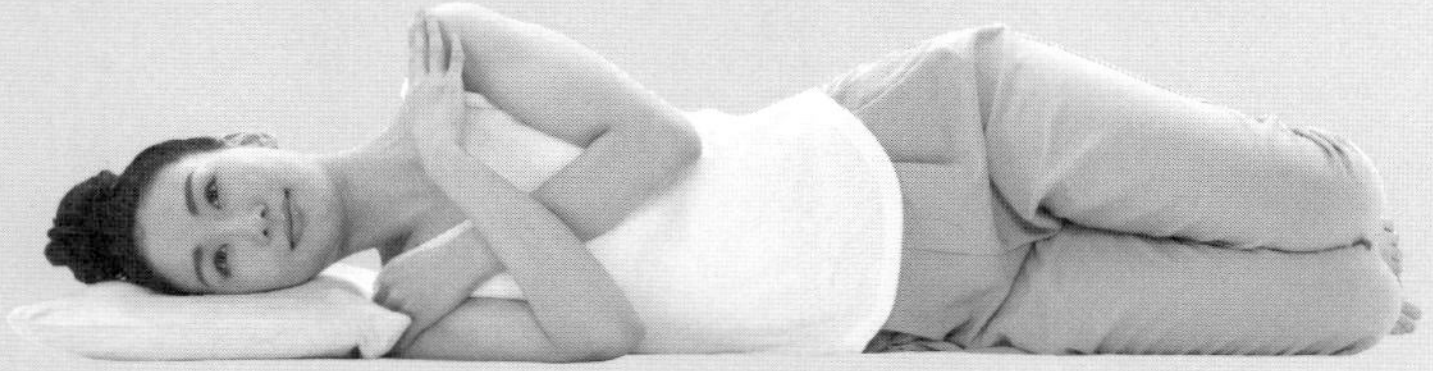

**NG**

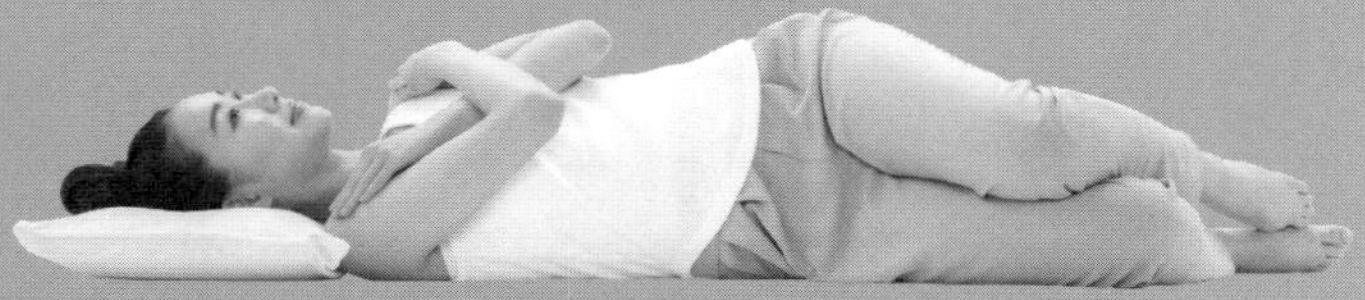

上半身と下半身がねじれると痛みの原因に！

## ◉ 腰に負担をかけないマットレス

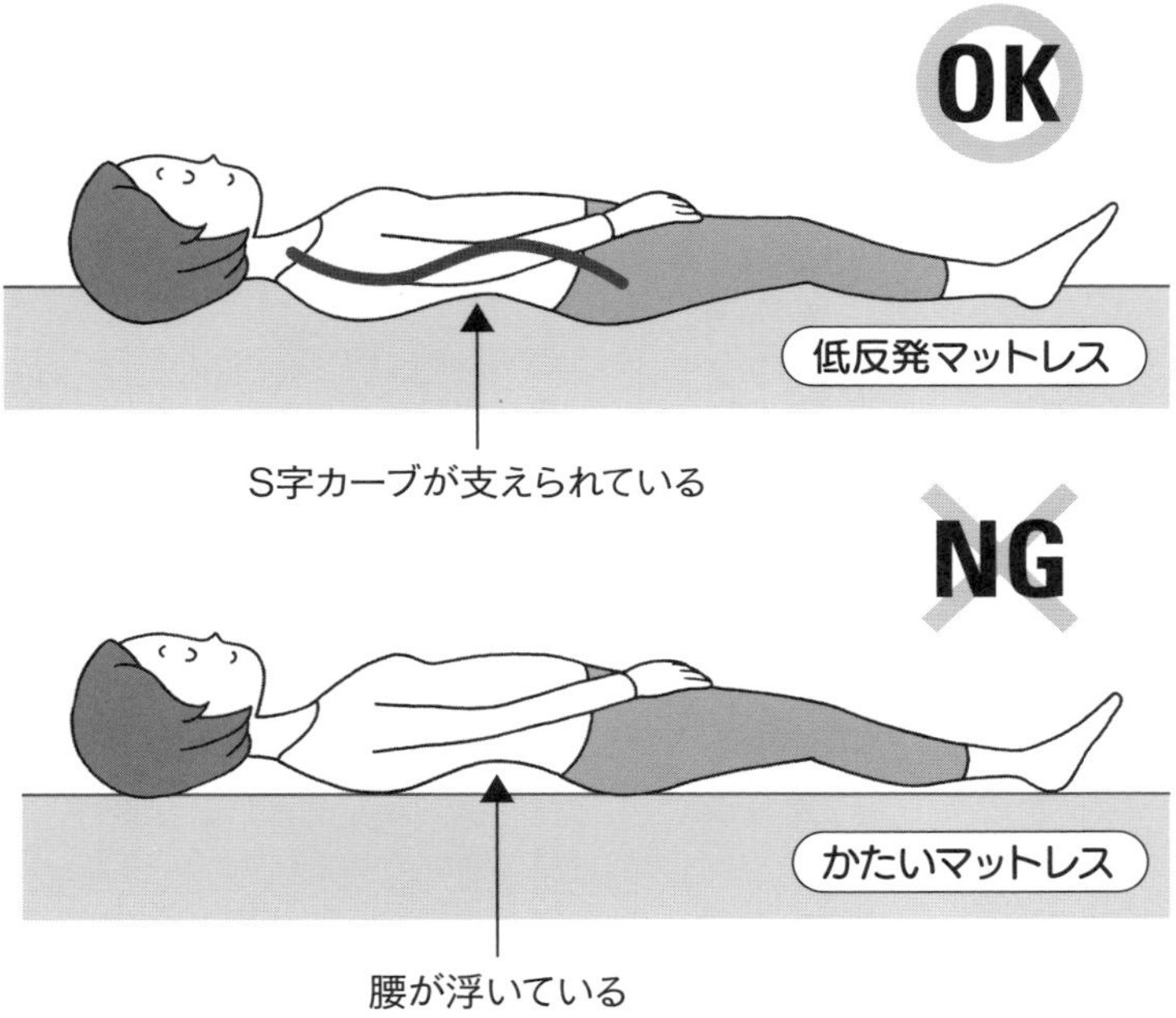


## 寝具の選びかた——S字カーブを保つ

できるだけ痛みやしびれを出さないためには、寝具選びも大切です。**脊柱管狭窄症の人におすすめなのは低反発のマットレス。体の形にあわせて沈むべきところはしっかり沈んでくれるので、背骨のS字カーブもキープでき、腰への負担が軽くなります。**

かたいマットレスだと、肩や背中、お尻が沈まないため、腰が浮いた状態になって腰への負担が大きくなります。逆にやわらかすぎるマットレスは、体が「くの字」に沈み込んでしまうので、腰への負担が大きくなります。

column 3

# 2日間寝るだけで神経のダメージを回復

日ごろ、立ったり、歩いたりしていると、**椎間孔が、上半身の重さで上からつぶされた状態になり、狭められています。**

椎間孔とは、背骨を構成している椎骨と椎骨の間にある神経根の通り道（**133ページの図参照**）です。

正常な状態では、椎間孔は充分に広く、そこを通る神経は圧迫されませんが、脊柱管狭窄症の人は、椎間孔が狭くなっているため、**起き上がった姿勢でいると神経根が圧迫されてしまい、傷つけられてしまうのです。**

そこでおすすめしているのが、「**2日間寝るだけ回復法**」です。これは、2日間、できるだけ起きている時間を短くして過ごすという、いたってシンプルな回復法です。

横になれば、上半身の重さがかからないので、起きている姿勢よりも椎間孔が広がった状態になります。

さらに腰をまるめれば、より椎間孔は広がります。このように体を横にして椎間孔による神経の圧迫をやわらげる時間を長くとることで、神経の回復をより促すことができるのです。やりかたのポイントは3点です。

**❶2日間、できるだけ起きている時間を短くする。**

**❷炊事、洗濯、掃除など、家事はなるべくしない。**

**❸買い物に行かなくてすむよう、事前にすませておく。**

## ◉ 寝ているときと立っているときの椎間孔の違い

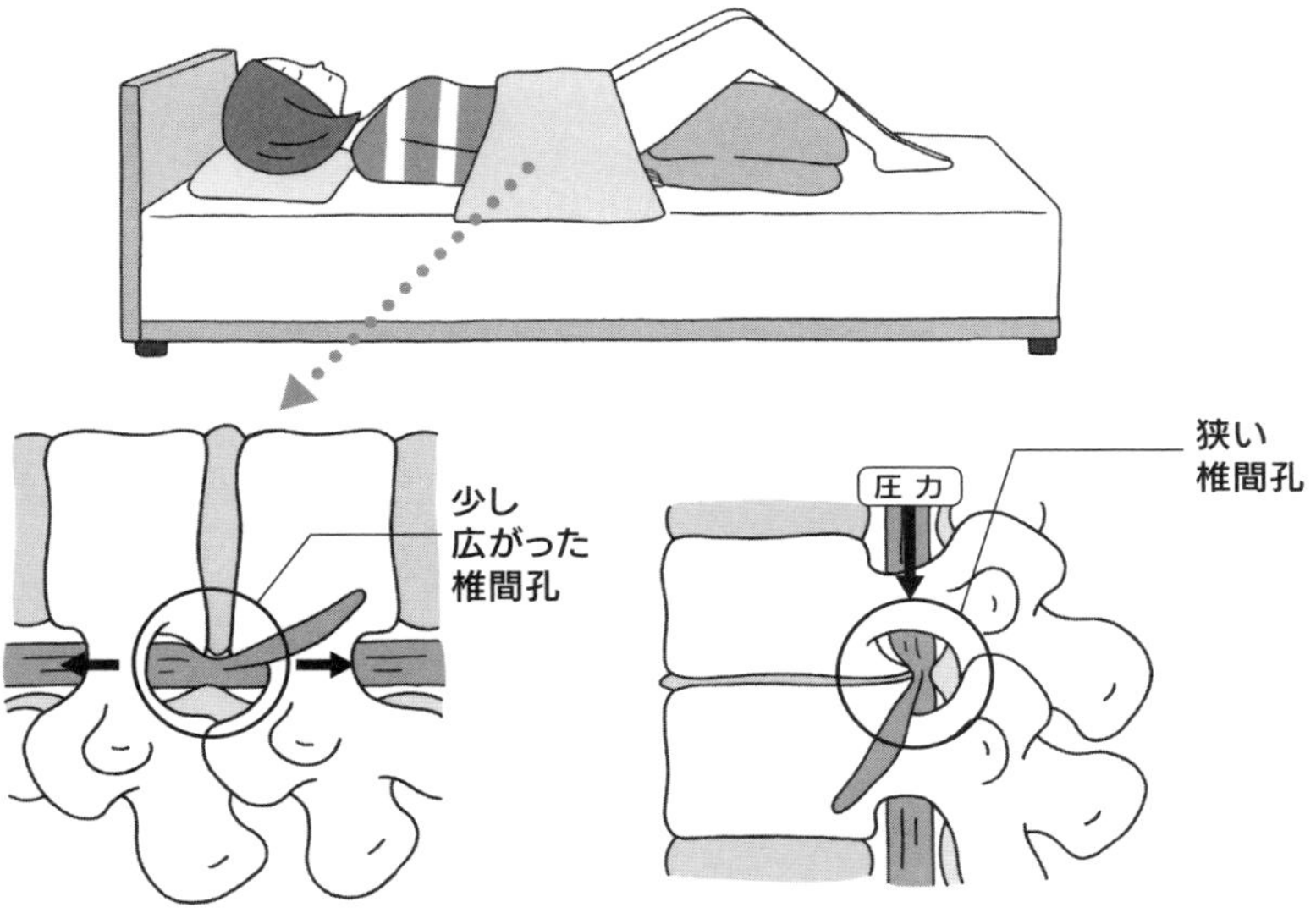


寝ているとき

横になることで上半身の重さがかからず、起きているときよりは椎間孔が広がる。

立っているとき

上半身の重みで椎間孔が狭くなっている。上からの圧力によっても神経は傷ついている。

なぜ2日間なのでしょうか。それは、仮に2日以上寝ていれば、より改善する可能性が高まりますが、あまり長く寝ていると、足腰が衰えたり、血液が固まりやすくなったり、肺炎を起こしやすくなったり、さまざまな弊害が生じやすくなるからです。そのため、2日間程度が適切だと考えています。

**また、足腰の衰えや血液が固まるのを防ぐために、1日3回、足上げ体操（122ページ〜参照）を実践することもおすすめしています。**

基本的に、この2日間は仕事や家事はしないようにします。洗濯や掃除は目をつむり、食事も用意が最低限ですむように、あらかじめ準備しておきましょう。

# エピローグ——体験談 脊柱管狭窄症を克服した3人

最後に、私が診察にあたった脊柱管狭窄症の患者さんのケースを紹介しましょう。彼らの話に対してそれぞれ、治療家としての視点から、私の見解も簡単に述べています。あわせて参考にしてください。

## ケース1 体操を習慣づけ、和式生活も見直して症状改善 趣味のハイキングも楽しんでいます!

60代女性 Aさん

私が脊柱管狭窄症を発症してしまったのは、2年ほど前のこと。左半身のお尻から太もも外側、ふくらはぎの外側、そして足の甲まで、広範囲にわたってジンジンとした痛みや不快感を感じていました。しまいには、立っているだけでつらくなり、歩くこともままならず、近くに住む幼い孫の世話もつらくなってしまったのです。

をつけています。

　症状がよくなってきたことを、強く実感できたのは、およそ2か月後だったと思います。これは、治療のおかげも大きいと思いますが、セルフケアを続けていた成果もあるでしょう。竹谷内先生から猫背を指摘されていましたが、姿勢もよくなってきました。

　ところで、私は脊柱管狭窄症の発症前から、趣味としてテニスをしていました。一時期は、サーブのたびに痛みをがまんしながらプレーしていましたが、現在は、こうしたサーブの動きで痛みは全然ありません。

　そのほか、脊柱管狭窄症の人でもできる運動として、自転車がいいと聞いて、自転車で通勤する機会をつくっています。これから先、加齢に伴う筋力低下を予防するために、腰に気をつけながら、体を動かす習慣も続けていこうと考えています。

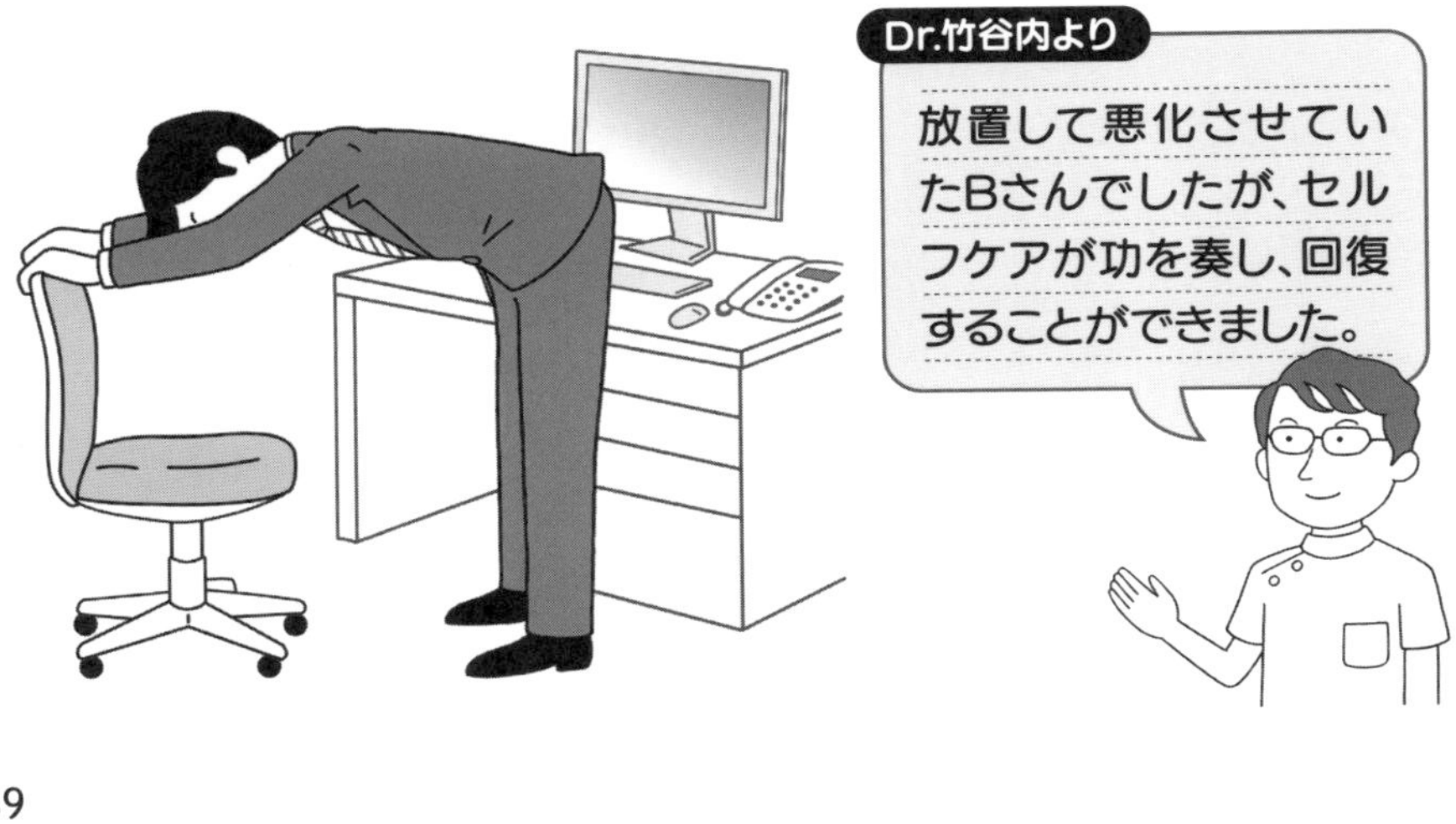

Dr.竹谷内より
放置して悪化させていたBさんでしたが、セルフケアが功を奏し、回復することができました。

ケース 3

## 薬やブロック注射は効かなかったのに竹谷内先生の教えから3か月で症状が消えました！

70代女性 Cさん

私は3年ほど前に、左側の腰や足にビリビリするようなしびれや痛みが出るようになりました。家のなかの移動にあまり問題はないのですが、外に出るとすぐに腰、太もも、すねに痛みとしびれが出はじめてしまうのです。当時は100メートルも歩かないうちに、立ち止まって休憩しなければならないほどでした。

ほとほと困って整形外科を受診しMRIを撮ったところ、脊柱管狭窄症と診断されました。処方された薬が効かなかったのでブロック注射も2回試したのですが、それでも快方に向かいませんでした。それどころか、左側だけでなく、右側にも痛みやしびれを感じるようになってきてしまったのです。

すっかり気持ちが落ちこんでいたところ、私の様子を案じた娘にすすめられたのが竹谷内先生でした。竹谷内先生にはカイロプラクティックの治療とあわせて、自分でできる体操をていねいに教えていただき、セルフケアを行なうことの大切さを痛感しました。

じつは初診時、竹谷内先生からは、「治るかどうかは五分五分ぐらい」と言われたのですが、幸いなことに、受診からおよそ3か月ほどで、痛みやしびれに悩まされることが、ほとんどなくなりました。

施術を受けるだけでなく、竹谷内先生の言葉を信じて、1日3回、朝、昼、夜にひざ抱え体操（64ページ参照）やよじり腰まるめ体操（72ページ参照）を続けたことが、改善につながったのではないかと思っています。

私の場合、脊柱管狭窄症を発症してから、今までのように家事をこなせなくなったことがいちばんの悩みでした。とくに、もともと料理が大好きだったので、長時間の立ち仕事ができず、つくりたい料理をあきらめることが、ストレスになっていたのです。竹谷内先生からは、腰に負担がかかる生活は見直すようにアドバイスをもらい、できるだけ座って作業をすればいいと聞いて、実行するようにしました。たしかに、こうした工夫をすることで、痛みやしびれに悩まされることなく、ふたたび料理を楽しめるようになりました。

そのほかの家事も、全般的に無理しないように心がけています。こうした意識の変化と生活の見直しには、いっしょに暮らす家族の理解も欠かせないでしょう。私の場合は、買い物を手伝ってもらうなど、夫に協力を求めています。脊柱管狭窄症とつきあっていくためには、一人でがんばりすぎず、上手に人に頼ることも必要なのではないでしょうか。

とはいえ、買い物をしたり、外に出かけたりすることは、私自身の息抜きにもなるので、必要以上に引きこもらないように気をつけています。買い物に便利なシルバーカートを購入し、日々活用しています。カートがあると体が楽ですし、歩いているときの安心感が全然違います。そのほか外出時は、ちょこちょこ歩いてこまめに休むこと。こうした基本的な対策を守ることで、痛みやしびれを出さないようにしています。もし、外出中に痛みやしびれを感じたときは、竹谷内先生から教わったように腰をまるめて休憩を。早めに休むのがいちばんだと実感しています。

よく利用しているスーパーは歩いて片道10分程度なのですが、一時期はスーパーに通うのにもひと苦労でした。おかげさまで、今では無理なく往復できますし、日常生活ではストレスなく過ごせるようになりました。

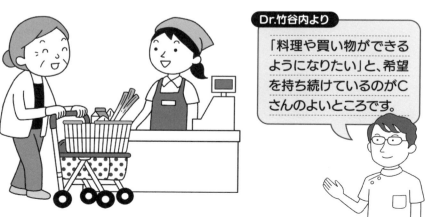

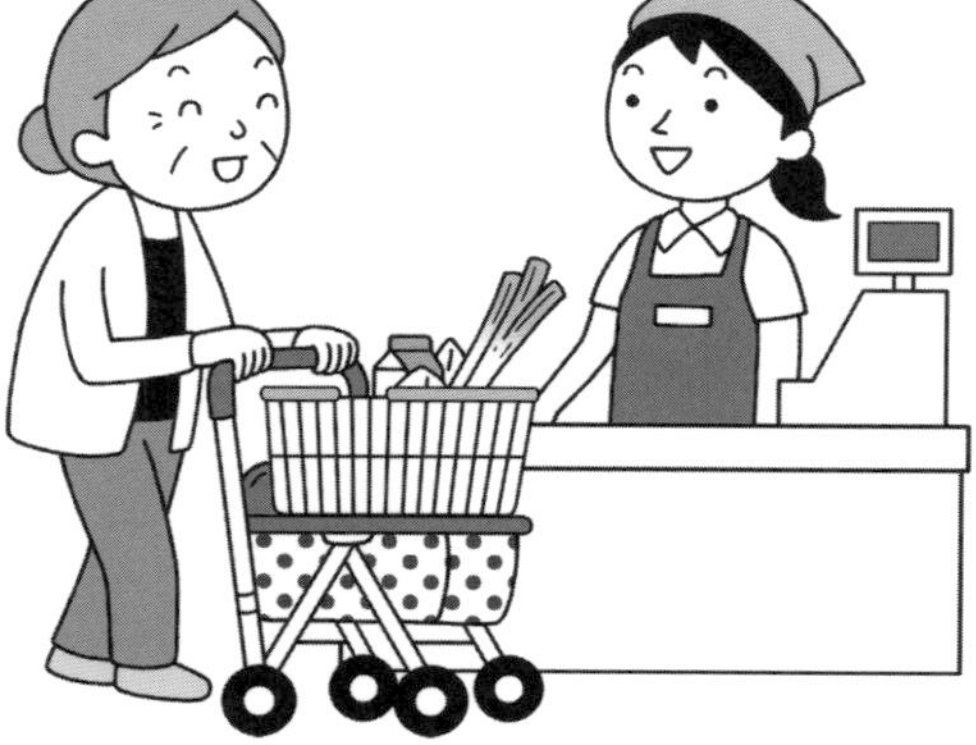

Dr.竹谷内より

「料理や買い物ができるようになりたい」と、希望を持ち続けているのがCさんのよいところです。

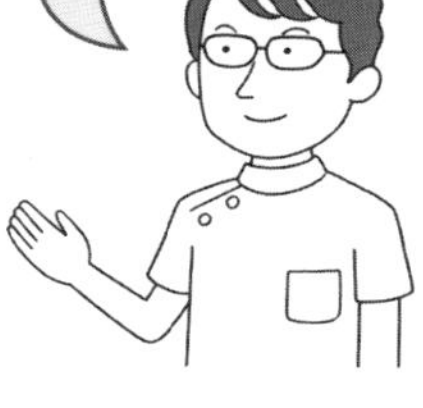

## 参考文献


- 紺野慎一＆矢吹省司 監修、NHK出版 編「シニアの脊柱管狭窄症　痛みと不安を解消する！」(NHK出版)
- 田村睦弘 監修『図解でわかる　坐骨神経痛』(主婦の友社)
- 形井秀一＆高橋研一 監修、坂元大海＆原島広至 著『ツボ単：経穴取穴法・経穴名由来解説・ユ穴単語集』(エヌ・ティー・エス)
- WHO西太平洋地域事務局 原著、第二次日本経穴委員会 監訳『WHO/WPRO標準経穴部位 日本語公式版』(医道の日本社)
- 加藤雅俊 著『ホントのツボがちゃんと押せる本』(高橋書店)
- 菊地臣一 編『プライマリケアのための腰部脊柱管狭窄 外来マネジメント改訂版』(医薬ジャーナル社)
- Yabuki S et al : Prevalence of lumbar spinal stenosis, using the diagnostic support tool,and correlated factors in Japan : A population-based study.J Orthop Sci 18 : 893-900,2013
- 矢吹省司ほか：特集　ロコモの視点を交えた腰部脊柱管狭窄症疫学、LOCO CURE Vol.1 no.3：20-25, 2015


## スタッフ


装丁：石井恵理子(ニイモモクリエイト)
本文デザイン・DTP：島崎幸枝
イラスト：瀬川尚志
ツボ押し指導：中川照久
撮影：谷山真一郎
モデル：石神悠里江(オスカープロモーション)
ヘアメイク：川原恵美
スタイリング：本多由佳
編集協力：神田綾子
編集制作：風土文化社(中尾道明)

**著者紹介**

## 竹谷内康修（たけやち・やすのぶ）

竹谷内医院院長。整形外科医、カイロプラクター。東京都生まれ。2000年に東京慈恵会医科大学卒業後、腰痛の世界的権威・菊地臣一教授（当時）が主宰する福島県立医科大学整形外科学講座に所属し、３年間臨床に携わる。2003年、米国のナショナル健康科学大学へ留学し、カイロプラクティックを学ぶ。2006年、同校を首席で卒業。2007年、東京駅の近くにカイロプラクティックを主体とした手技療法専門のクリニック（現・竹谷内医院）を開設。一般的な現代医療では治らない腰痛、肩こり、頭痛、関節痛などの治療に取り組む。祖父・米雄氏は日本のカイロプラクティックのパイオニアとして知られる。父・一愿氏は戦後、日本人で初めてアメリカに留学したカイロプラクター。
主な著書に『脊柱管狭窄症は腰をまるめて自分で治す！』『腰・首・肩のつらい痛みは２分で治る！』『腰痛を根本から治す』『腰痛を治す本』（以上、宝島社）、『頸椎症の名医が教える 竹谷内式 首トレ』（徳間書店）などがある。
◎竹谷内医院ホームページ：https://takeyachi-chiro.com

本書は『洋泉社MOOK １日２回のかんたん体操で脊柱管狭窄症を自分で治す！激痛が消える！』（2019年９月発行）、『その腰痛、ほうっておくと脊柱管狭窄症になりますよ。』（2017年８月発行）、『ビジュアル版 自分で治す！ 脊柱管狭窄症』（2016年９月発行、いずれも洋泉社）の一部を改訂・再編集し、新規原稿を加えたものです。

最新版
腰をまるめて自分で治す!
脊柱管狭窄症

2021年8月25日　第１刷発行

著　者　竹谷内康修
発行人　蓮見清一
発行所　株式会社宝島社
〒102-8388　東京都千代田区一番町25番地
電話　営業：03-3234-4621
編集：03-3239-0926
https://tkj.jp

印刷・製本　サンケイ総合印刷株式会社


ISBN 978-4-299-01868-7